José Roberto Luchetti
Cacá Amadei

O *médico* e o JORNALISTA

AFINAL, A IMPRENSA NÃO É NENHUM MONSTRO

Rio de Janeiro - 2016

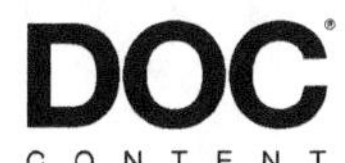

DOC CONTENT

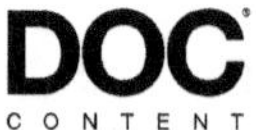

SP Av. Santa Catarina, 1.521 - Sala 308 - Vila Mascote - SP - (11) 2539-8878
RJ Estrada do Bananal, 56 - Jacarepaguá - Rio de Janeiro - RJ - (21) 2425-8878
USA 4929 Corto Drive - Orlando - FL - 32837 - 1 (321) 746-4046
www.universodoc.com.br | atendimento@doccontent.com.br

Diretor
Renato Gregório

Gerente editorial
Bruno Aires

Editor
Marcello Manes (MTB 31949-RJ)

Gerente comercial
Karina Maganhini

Gerente do programa PróDOC
Valeska Vidal

Coordenadora editorial
Mariana Moreira

Coordenador técnico-científico
Guilherme Sargentelli (CRM 541480-RJ)

Revisores
Adriano Bastos e Leonardo de Paula

Coordenadora de design gráfico
Danielle V. Cardoso

Designers gráficos
Douglas Almeida, Monica Mendes e Tatiana Couto

Gerentes de relacionamento
Beatriz Piva, Sâmya Nascimento, Selma Brandespim e Thiago Garcia

Assistentes comerciais
Heryka Nascimento, Jessica Feliciano e Katia Martinez

Coordenador de varejo e marketing
Sandro Costa

Coordenadora administrativa
Cintia Vasconcelos

Produção gráfica
Pedro Henrique Soares e Thamires Cardoso

Luchetti, José Roberto & Amadei, Cacá.

O médico e o jornalista - Afinal, a imprensa não é nenhum monstro / José Roberto Luchetti & Cacá Amadei - Rio de Janeiro: DOC Content, 2016. 1ª edição - 60 p.

ISBN 978-85-8400-046-3

1. O médico e o jornalista - Afinal, a imprensa não é nenhum monstro. I. Luchetti, José Roberto. II. Amadei, Cacá.

CDD - 658.8

Agradecimentos

"Alguns livros são injustamente esquecidos,
nenhum livro é injustamente relembrado".

Wystan Auden

Então, que não seja eterno, posto que é livro, mas que seja infinito enquanto dure.
Ao Seu Zezinho e Dona Therezinha, que me trouxeram ao
mundo e deram muito do que sou.
À Anadi, que, literalmente, divide cada segundo da minha vida.
Ao Leo e à Gigi, que não permitem que as minhas ideias envelheçam.

José Roberto Luchetti

"O autor só escreve metade do livro.
Da outra metade, deve ocupar-se o leitor."

Joseph Conrad

Aos meus pais, Seu Marcelo e Dona Marilene, por me darem a vida.
À minha esposa Marisa, por mudá-la para melhor.
Aos meus filhos, Tiago e Fernanda, por proporcionarem a ela um novo significado.

Cacá Amadei

Sumário

Prefácio

Graças ao extraordinário desenvolvimento tecnológico e científico que sofreu a Medicina nessas últimas seis décadas, o bom exercício profissional, nos dias de hoje, não pode prescindir por parte do seu praticante de um amplo relacionamento das áreas que orbitam esta ciência-arte, tais como *Economia, Sociologia, Política, Literatura, Artes Plásticas, Estética, Comunicação, Meio Ambiente* e todas as demais atividades que, paralelamente, também expandiram-se de forma fantástica e que estão presentes numa sociedade razoavelmente desenvolvida.

Ficou muito para trás o tempo em que médicos como que se enclausuravam nos seus conhecimentos e nos seus consultórios, numa rotina voltada quase que exclusivamente ao tratamento de doentes e de doenças. Hoje, a terapêutica clínica ou cirúrgica, a medicina preventiva, a diagnóstica, a busca por inovação tecnológica, a robótica, a pesquisa, a ajuda humanitária e tantas outras, são campos abrangentes que muito ampliam o horizonte do profissional médico. E ao caminhar por tais veredas por escolha própria, quaisquer que sejam elas, indispensável se torna o franco inter-relacionamento com atividades afins. Por tais razões, tenho para comigo que um dos melhores caminhos para essa interlocução do médico ao seu redor necessita obrigatoriamente do auxílio de profissionais outros voltados para a comunicação, sem o que o isolamento profissional não só esteriliza o médico, como faz com que ele deixe de cumprir com seu dever social.

Escolas médicas de excelente padrão de ensino conseguem oferecer ao meio social onde estão fixadas excelentes profissionais que, após um temporário período de aperfeiçoamento à sua escolha, de muito tornam-se indispensáveis à população onde atuam. Mas a maioria dessas mesmas escolas ainda não têm a preocupação de oferecer a seus futuros médicos, especializandos, mestres, doutores ou pós-doutores e docentes, uma razoável formação em termos de comunicação. Vivi pessoalmente essa deficiência no tempo em que, como diretor, dirigi uma das mais renomadas escolas médicas de nosso país, situação que procurei sanar trabalhando junto a uma devotada equipe de assessoria em Comunicação e Jornalismo, e que a meu juízo, muito enriqueceram a instituição, seus docentes e seus alunos. Apregoo, portanto, que se introduza de forma inteligente nas plataformas curriculares das instituições de ensino superior, e muito particularmente naquelas de Medicina, disciplinas relacionadas à Comunicação voltada para médicos.

Assim sendo, já não é sem tempo que surgem agora os jornalistas Luchetti, competente profissional afeiçoado a trabalhar em Comunicação no meio médico, e Amadei, trazendo esta excelente obra, *O Médico e o Jornalista - Afinal, a imprensa não é nenhum monstro*, onde alertam para a necessidade de médicos e profissionais de saúde habituarem-se a se conhecer e a conviver entre si, desfrutando de posturas extremamente úteis em termos de comunicação. A mídia escrita, falada ou televisiva, a internet e seus aplicativos e sobretudo as redes sociais, são hoje instrumentos de comunicação fortíssimos e como tais é prudente entendê-los bem, usando-os com diligência, seja na captação de informações, seja divulgando ou enviando. Assim, o médico, a instituição de ensino ou hospitalar ou mesmo a sociedade médica, que nos dias de hoje deseja estar atenta à modernidade, não podem dispensar a comunicação como um dos mais valiosos instrumentos do nosso dia a dia.

Por isso, a presente obra em seus agradáveis capítulos esclarece com facilidade de leitura o papel que cabe a cada uma das diversas vias de comunicação e suas importâncias, o quanto o médico deve se habituar a delas dispor de forma segura, seja quando solicitado, seja quando delas necessita, as diferenças entre o desempenho do jornalista e do assessor de imprensa na rotina de trabalho junto ao médico.

Parabenizo os autores Luchetti e Amadei pela excelente contribuição que oferecem, através desta publicação à classe médica, uma lacuna que a partir de então não mais existirá, e tenho a mais absoluta certeza de que o empenho já coroado de pleno êxito aperfeiçoará o comportamento daqueles profissionais que, lendo este livro, irão ter ampliadas suas visões e seu futuro relacionamento com a imprensa.

Ernani Rolim
Médico e ex-diretor da Faculdade de Ciências Médicas
da Santa Casa de São Paulo

Prólogo
Os jornalistas

José Roberto Luchetti e Cacá Amadei se conheceram na TV Band, onde Luchetti era no início produtor executivo e depois editor-chefe de um programa de variedades – uma espécie de Fantástico, só que matinal -, e o Amadei era editor. Eles reformulavam o programa e uma pesquisa feita com telespectadores mostrou que o assunto de maior interesse era a saúde.

Criaram o quadro "Alô Doutor" e todas as manhãs era exibida uma reportagem sobre uma determinada doença e depois aquele tema era debatido no estúdio por um especialista da área. Foi um grande sucesso! Luchetti produzia o quadro durante algum tempo e Amadei o redigia. O constante contato com os médicos foi inevitável.

Os dois ainda vieram a trabalhar em outras emissoras, como a Rede Mulher de Televisão, onde Luchetti foi diretor de jornalismo e Amadei, editor-chefe. Agora os dois jornalistas finalizam mais um trabalho com a dupla experiência na área médica, auxiliando e assessorando entidades, empresas e profissionais desse segmento.

Ao deixar a Band, Luchetti foi procurado por alguns médicos para fazer assessoria de imprensa e aí surgiu a DOC Press, empresa onde ele é sócio e que foi a primeira assessoria de imprensa especializada em saúde. Os dois primeiros clientes foram a Sociedade Brasileira de Infectologia e o Departamento de Gastroenterologia da USP. Os dois tinham programado eventos para São Paulo e buscavam divulgação: a SBI, um congresso nacional, e a USP, um curso continuado – o Gastrão.

Nos dois casos, o êxito da divulgação foi grande. O contexto também ajudou. O Congresso da SBI acontecia num momento em que chegavam ao Brasil os primeiros medicamentos para a AIDS. Várias mesas debatiam o tema e o interesse da mídia foi imediato. Já no Gastrão, muitas reuniões foram realizadas para analisar a programação científica e determinar quais daqueles assuntos poderiam despertar o interesse da população e, consequentemente, dos jornalistas. Uma das discussões trazia um tema, na visão de Luchetti, bastante inusitado e inédito, essencial para a cobertura da imprensa. Era a cirurgia com redução de estômago, ainda experimental, mas que poderia ser a solução para obesos mórbidos. O assunto foi divulgado e um grande jornal se interessou pela pauta. No dia seguinte, o evento estava na primeira página.

Amadei passou um tempo fora do Brasil, e entre idas e vindas na própria Band e outras emissoras de televisão, foi contratado para ser assessor de imprensa na Unifesp – Escola Paulista de Medicina. Na universidade, conheceu pesquisadores com trabalhos interessantes, mas sem muito apelo para a imprensa, e professores que desenvolviam pesquisas importantes, mas mal informavam à assessoria de imprensa sobre o andamento de seus trabalhos. Coube a Amadei dar sua colaboração ao departamento dirigido por Eliane Oliveira e chefiado por Jussara Mangini, ajudando no trabalho de conscientização e na criação de um fluxo contínuo de informação entre a produção científica da Unifesp e a assessoria de imprensa. Com o caminho pavimentado, foi possível avaliar as pesquisas que teriam mais apelo ao grande público, traçar um planejamento de divulgação e promover mais a Unifesp com base em uma quantidade enorme de produção científica que merecia divulgação.

A ideia de contar esses três casos de sucesso é para ilustrar que uma divulgação boa e com eficiência depende de muitos fatores: sorte é um deles; ter um tema palpitante que interesse ao público e por consequência ao jornalista, outro. Muitos assuntos são cientificamente importantes, mas, às vezes, áridos demais ou muito acadêmicos para ter exposição na mídia. Outro fator é o olhar atento do assessor de imprensa para detectar na programação científica assuntos que possam ganhar destaque na mídia. E por fim, a elaboração de um bom material – textos jornalísticos – para a divulgação.

É importante também saber para quem oferecer uma determinada pauta. TVs, rádios, jornais, revistas e internet têm linguagens e abordagens muito distintas. Em cada veículo de comunicação, as editorias e as produções variam bastante. Alguns temas, por exemplo, cabem mais numa editoria de ciência do que de saúde. A assessoria de imprensa sabe dar esse encaminhamento, tem formação para isso e analisará a melhor possibilidade para cada texto.

O importante é ouvir o assessor de imprensa e não temer o jornalista que trabalha em veículo. Ele não é nenhum monstro, que irá distorcer palavras. A função dele é transformar um tema muitas vezes complicado numa reportagem clara e objetiva, que vai ser lida ou assistida por públicos não raro distintos. A conversa sempre franca, amistosa e esclarecedora minimiza possíveis ruídos na comunicação e traz uma relação de respeito entre o médico e o jornalista.

Introdução
Como uma garrafa lançada ao mar

Ao receber a "encomenda" para escrever um artigo e agora este livro, acabei fazendo um retrospecto de toda a minha vida e o convívio com tantos profissionais de saúde. São mais de 20 anos de contato diário com a Medicina e o Jornalismo. É incrível como duas profissões tão distintas possuem tantos pontos convergentes. O gargalo acaba sendo sempre a comunicação.

Aprendi com muitos médicos a falar em público, a vencer a timidez e a me expressar melhor em reuniões. Os médicos, principalmente os professores universitários, são excelentes oradores e nas coberturas jornalísticas de congressos, simpósios e qualquer tipo de evento sempre cruzei com "especialistas" diferenciados. A arte de falar em público, entre colegas, acaba se refletindo na relação com a mídia. Bons oradores são comunicadores natos que, na maioria das vezes, se expressam muito bem em entrevistas para televisão, rádio ou para veículos impressos.

Lembro das minhas aulas na faculdade de Jornalismo, onde a cadeira de Teoria da Comunicação – TC – era odiada pelos demais colegas e despertava em mim uma certa satisfação. Não me recordo o nome do professor, mas era um gaúcho com sotaque forte e cabelos brancos, que falava sempre da importância do emissor e do receptor no processo de comunicação. Batia na tecla que sem uma das duas pontas não havia comunicação.

Hoje, com a explosão das mídias sociais, as emissoras de TV e rádio investindo em interação com o ouvinte e telespectador e os jornais e revistas partindo para a convergência de mídias com a internet, vejo o quanto a cadeira de TC, que era e ainda é essencialmente teórica, está no dia a dia da nossa vida. Ela é a síntese da relação humana. Só deixamos de nos comunicar em um único momento... quando paramos de respirar.

O segredo de toda a comunicação é a troca, não só a emissão e a recepção. Quando falamos, modificamos o outro, mas também passamos por um processo de transformação. Foi essa troca intensa que acompanhou toda a minha vida profissional. Assessorei muitos, e ainda faço isso, a se relacionar melhor e de forma mais eficiente com a mídia, mas ganhei muito mais e aprendi com médicos. Conheci, convivi e convivo com pessoas incríveis.

O sentido deste livro é devolver, em informação, tudo o que recebi nesse convívio prazeroso de tantos anos. No momento em que paro para escrever este texto, acabo de finalizar a pauta sobre a morte de um cardiologista que não conheci, mas que pelos depoimentos que colhi, foi uma pessoa extraordinária. No material que recebi e pesquisei, encontrei o poema que reproduzo abaixo e gostaria de deixar como a mensagem final deste artigo:

"Calei meu silêncio para ouvir melhor os meus sonhos. Não os de agora – escassos, desbotados, de pouca alegria –, mas aqueles que um dia apontaram rumos, sustentaram esperanças e trouxeram poesia aos caminhos que eu seguia" (Dr. Hudson Hübner França).

O Dr. Hudson, que lamentavelmente não tive o prazer de conhecer, já que os nossos caminhos não foram convergentes, deixa para mim essa mensagem, como um bilhete colocado dentro da garrafa por um náufrago e jogada ao mar. O poema soa como um alerta para jornalistas e médicos que correm muito, não têm finais de semana, feriados, Natal, Ano Novo etc. A comunicação mais importante é aquela com os que estão mais próximos, parentes, amigos, companheiros. Estes são verdadeiramente os que despertam o "melhor dos nossos sonhos".

José Roberto Luchetti

Capítulo 1
A comunicação tem que ser de fato

"Quem não se comunica, se trumbica", já pregava o grande comunicador Abelardo Barbosa, mais conhecido como Chacrinha. Quem nasceu no final do século passado talvez não saiba do que estamos falando, mas Chacrinha foi um dos mais famosos apresentadores de programas de auditório na TV do Brasil. A maioria dos programas de televisão atuais com público no palco são variações ou inspirados naquele antigo *Discoteca do Chacrinha*, afinal, como ele também sempre dizia: "Na televisão, nada se cria, tudo se copia".

A comunicação é, na sociedade moderna, uma ferramenta importante, essencial para empresas, instituições e profissionais. É a comunicação que constrói a imagem pública, criando um ambiente positivo no local de trabalho e ocupando um espaço na sociedade. O risco de negligenciar a comunicação ou fazer de maneira errada é inviabilizar um processo de trabalho, afetar o valor da marca, mesmo que essa marca seja o nome de uma pessoa física, e, em casos extremos, destruir o trabalho sério de muitos anos.

No caminho para a comunicação de massa encontramos a imprensa, o grande fiscal social do país, que teve papel essencial na redemocratização do Brasil e ainda foi um dos mais importantes focos de resistência durante a ditadura militar. Podemos citar aqui inúmeros exemplos da importância da imprensa em denunciar esquemas de corrupção, na cobertura de momentos importantes, como eleições ou grandes eventos esportivos, entre muitos outros. A função do jornalista é levantar e apurar as informações para torná-las públicas, e o resultado desse trabalho é a notícia.

A notícia nada mais é do que a informação com apelo jornalístico e que interesse ao maior número de pessoas. Quanto maior o número de pessoas interessadas, maior será o apelo e mais abrangente será a notícia e sua importância, que está diretamente relacionada ao impacto daquela informação na vida de quem tem acesso a ela.

Para a mídia, não existem notícias positivas ou negativas. Pouco importa se é um erro médico ou um avanço científico. Se houver apelo jornalístico, a informação se transforma em uma notícia, vai ao ar e será publicada. As empresas, instituições ou sociedades de especialidade podem avaliar a notícia como sendo negativa ou positiva. Isso vai depender de estarem envolvidas na reportagem e de que forma. Quando o assunto é negativo, cabe sempre uma atuação imediata para esclarecer o fato e evitar que algo pequeno tome proporções incontroláveis.

A imprensa precisa das "fontes", como se diz no jargão jornalístico, mas as empresas, instituições e médicos também necessitam da mídia. Manter o diálogo constante entre as partes é o papel do assessor de imprensa. É importante ser disponível para não ser preterido e não deixar espaço para que alguém, às vezes não tão qualificado, fale apenas pela oportunidade criada.

Para não "se trumbicar", não deixe de se comunicar, evidentemente de forma sempre ética e sem buscar resultados instantâneos. A comunicação jamais deve ser vista como um meio de promover o consultório ou clínica. É um instrumento para a construção de uma marca, de um nome e o caminho é longo e deve ser sustentável para ser de fato e não de imediato.

Capítulo 2

As mídias

A mídia e quem é quem

Você acredita em tudo o que lê, ouve e vê por aí? Provavelmente não. Nossos filtros vão sendo calibrados ao longo da vida e, muitas vezes, uma saudável dúvida se faz cada vez mais presente. Para quem trabalha com Comunicação, a questão da credibilidade dos veículos é tema recorrente nas conversas e congressos da área. É imperioso saber o nível de confiança de que gozam as diversas plataformas de mídia junto ao público. Mas deveria ser essa uma preocupação só dos profissionais da área?

Recente pesquisa feita por uma agência de Comunicação, que ouviu 262 executivos responsáveis por decisões estratégicas de 94 empresas, trouxe um pouco mais de luz ao tema. Para os entrevistados, o jornal é o meio de maior credibilidade, seguido pelas revistas, rádios e TVs. Em quinto lugar aparecem os sites, agências de notícias e blogs e, na lanterna, as mídias sociais. Os profissionais elegeram as notícias e reportagens como as que mais influenciam suas opiniões, seguidas de artigos, praticamente empatados com as colunas e, por último, o editorial dos jornais.

Apesar de o impresso estar no topo, os profissionais ouvidos buscam informação com mais frequência em sites, agências de notícias e blogs. Os jornais aparecem na segunda posição. As TVs vêm em terceiro lugar, seguidas pelas mídias sociais e rádios.

Entre os veículos impressos com maior credibilidade, a primeira colocação ficou com o jornal *Folha de São Paulo*, seguido bem de perto pelo *Estadão*. Um pouco mais atrás vêm o *Valor* e *O Globo*. Entre as revistas, *Exame* e *Veja* ganham disparadas, depois aparecem a *Época*, *Carta Capital*, *IstoÉ Dinheiro*, *Época Negócios* e *IstoÉ*. Aqui vale ressaltar o viés econômico da pesquisa. Os entrevistados indicaram suas opções tendo por base os negócios.

No quesito rádio, a CBN conquistou o topo da tabela com quase o dobro da Band News. Logo na sequência vieram Jovem Pan, Bandeirantes, Eldorado (hoje Estadão), Globo, Cultura e Gazeta. As cinco primeiras colocadas têm a programação transmitida em FM – totalmente ou, pelo menos, parcialmente. Uma observação também deve ser feita em relação ao meio rádio. Embora grande parte das emissoras seja nacional, algumas mencionadas são especificamente paulistas. A pesquisa foi realizada com quase 70% de entrevistados moradores de São Paulo, cerca de 10% dos executivos ouvidos eram do Rio de Janeiro e os demais 20% distribuídos em outros 11 estados além do Distrito Federal.

Em relação aos telejornais, a Globo ganhou de lavada. Nas quatro primeiras colocações ficaram *Jornal Nacional, Jornal da Globo, Bom Dia Brasil* e *Jornal das Dez* da Globo News. O *Jornal da Band* aparece em quinto, seguido pelo *Jornal da Record, Jornal Hoje* (Globo), *Jornal da Cultura, Record News Brasil, Jornal do SBT* e *Jornal da Gazeta*.

A pesquisa também ouviu os executivos quanto aos portais da internet. Os mais acessados são: **G1, UOL, Folha, Agência Estado, Estadão** e **O Globo**, mas aparecem na lista outros, como o **Terra, Veja, IG, Clic RBS, Correio Web**, entre tantos. Já entre as mídias sociais, o **Facebook** é o preferido, seguido bem de perto pelo **Twitter, YouTube** e **Linkedin**.

Por último, os profissionais da imprensa. Na visão dos executivos, quem seriam os jornalistas mais influentes? No impresso, Mônica Bergamo, da *Folha de São Paulo*, Miriam Leitão, de *O Globo*, e Sonia Racy, do *Estadão*, foram as três colunistas mais lembradas. Nos blogs, os mais influentes são Ricardo Noblat, de *O Globo*, e Lauro Jardim, da *Veja*.

Voltando à pergunta inicial, se você acha que os resultados dessa pesquisa só interessam aos profissionais de comunicação, pense melhor. A análise tem dois aspectos importantes para médicos e profissionais de saúde. Em primeiro lugar, conhecer o que pensam esses executivos que são formadores de opinião e têm o poder econômico de investimentos em muitas áreas, inclusive na Saúde. Além disso, e não menos importante, eles, individualmente, são "consumidores" de informação na área da Saúde e se informam por todos esses meios para escolher um plano de saúde, um hospital, um profissional e até mesmo para serem lembrados que o sedentarismo faz muito mal para quem quer chegar com saúde na terceira idade.

Os jornais e a circulação

A credibilidade da qual gozam os veículos impressos permite supor que os jornais nunca estiveram com a moral e a circulação tão altas, correto? Em parte...

Em crise há duas décadas nos Estados Unidos e na Europa, os jornais por aqui comemoram um recorde de leitores. Em 2013, celebraram a marca de 4,4 milhões exemplares pagos por meio de assinaturas ou compra em bancas, segundo o IVC (Instituto Verificador de Circulação). Não estão contabilizados no levantamento jornais gratuitos ou de circulação semanal. Há dez anos, cerca de 3,5 milhões de jornais eram vendidos diariamente no Brasil.

É de se estranhar que o país ande na contramão do mundo. Mas apenas três exemplos podem clarear um pouco o contexto. O jornal de maior tiragem atualmente é o japonês *Yomiuri Shimbun*, com mais de 14 milhões de exemplares vendidos. Nos Estados Unidos, o líder é o *USA Today*, com 2,6 milhões e de circulação nacional. Na Inglaterra, o tabloide *The Sun* tem 3,4 milhões e só fica atrás, na Europa, do alemão *Bild-Zeitung*, com 4,2 milhões, também popular como o britânico.

A circulação dos impressos sempre foi pequena por aqui. O jornal alemão tem praticamente a mesma tiragem de todos os jornais somados no Brasil. Isso explica o porquê de ainda termos espaço para crescer, mesmo em um mercado em declínio. A classe C é a grande responsável pelo aumento de leitores no país. Entre as 10 maiores tiragens, seis são jornais populares: *Super Notícia* de BH, líder em circulação com 302 mil exemplares, *Extra* do Rio, *Diário Gaúcho*, *Jornal Daqui* de Goiânia, *Correio do Povo* de Porto Alegre e *Meia Hora* do Rio. Os jornais tradicionais *Folha*, em segundo lugar neste ranking, *O Globo*, *Estadão* e *Zero Hora* fecham a lista dos 10 mais em vendas, segundo o IVC (Instituto Verificador de Circulação), que audita as tiragens.

Uma rápida análise pode trazer duas importantes conclusões. A primeira é para quem é convidado a dar uma entrevista para os jornais mais populares que, na última década, têm ocupado um espaço cada vez maior do mercado editorial brasileiro. A dica é conhecer um pouco as novas publicações, muitas não tão novas assim. O ideal é comprar um exemplar em banca e folhear mas, se não for possível, navegar pelos sites dos jornais já é um bom caminho para conhecer a publicação. É interessante também para descobrir como se tem estabelecido a comunicação com a classe C e os assuntos de maior apelo. Analisar o veículo é o caminho mais indicado para se preparar para uma entrevista ou até não aceitar o convite, caso não se sinta confortável em falar. Se a opção for declinar, indique outro especialista ou apenas agradeça o contato.

A segunda análise é sempre olhar para os jornais como publicações multimídias que são. Os jornais sempre estão atrelados aos seus próprios portais na internet ou associados a sites de grande visitação. Uma entrevista em um impresso tem grande possibilidade de viralização na internet e ser reproduzida em muitos outros sites, blogs e mídias sociais.

Em entrevista ao Observatório da Imprensa, o ex-presidente da Associação Mundial de Jornais e Editores de Notícias, Christoph Riess, explicou que para dez leitores do jornal impresso, há três leitores digitais. "Eles são novos. Esses leitores acrescentaram, e mais que compensaram, o decréscimo de leitores do jornal impresso. O problema é que a fidelidade desse leitor é muito menor. Por exemplo, um leitor de jornal dedica 25 minutos para cada leitura. Um leitor da internet ou do celular dedica só quatro minutos", contou.

As palavras de Christoph Riess sintetizam como tudo está mais objetivo e telegráfico. Ele concluiu a entrevista com uma análise comportamental, mas que tem tudo a ver com a comunicação: "Quando eu era jovem, as pessoas combinavam aonde iriam no sábado.

Hoje, os jovens saem sem combinar porque carregam uma tela móvel. A informação está muito mais rápida. As pessoas estão acostumadas a mudar de informação muito mais rapidamente e isso agora chega aos jornais".

Os jornais e as assinaturas digitais

A revolução na comunicação tradicional proporcionada pela internet representou também um golpe para os veículos da mídia impressa: jornais e revistas vêm perdendo assinantes. Nos últimos anos, inúmeras publicações históricas tiveram suas circulações suspensas. O mesmo vem ocorrendo com os jornais. O *Jornal da Tarde*, em São Paulo, o *Jornal do Brasil*, no Rio, a *Gazeta Mercantil*, de circulação nacional, e tantos outros exemplos sucumbiram com a chegada das mídias digitais.

Para tentar sobreviver neste mundo on-line, os impressos, com perdas sistemáticas de receitas, buscam, cada vez mais, ganhar dinheiro nas plataformas digitais por meio de recursos como o Paywall – termo que significa pagar para acessar conteúdos dos jornais e revistas na internet. Quem não tentou clicar em uma reportagem on-line e ao invés de ler a notícia viu na tela do computador uma ficha de cadastro ou espaços para colocar informações do cartão de crédito?

A ideia, como tantas, surgiu nos Estados Unidos. O primeiro a adotar o sistema de Paywall foi o *New York Times*. Em 2005, um dos jornais mais influentes do mundo vinha perdendo assinantes para a internet. Decidiu restringir o conteúdo on-line e adotou o sistema Paywall Hard, onde bastava entrar no site do NYT para ter a exigência de colocar o número do cartão de crédito para ser debitado. Não adiantou, a receita continuou caindo e foi de U$3,5 bilhões para US$1,9 bilhão, em pouco mais de uma década.

O *NYT* adotou, em 2011, uma nova estratégia: passou a permitir acesso a 20 reportagens por mês, a partir da 21ª é que a informação para pagamento e restrição aparecia na tela. Foi a criação do Paywall Poroso. A iniciativa deu certo e, no final daquele ano, o *New York Times* conseguiu 500 mil assinaturas digitais. Atualmente está com quase um milhão.

Aqui no Brasil, o sucesso dos americanos começou a ser implantado em várias publicações e praticamente todas as maiores circulações auditadas pelo Instituto Verificador de Circulação já adotam o modelo do *NYT*. Os descontos das assinaturas digitais que inicialmente estavam na casa dos 70% do preço de capa do jornal, hoje estão em média em 85%. Segundo o mesmo IVC, a *Folha de São Paulo*, jornal de maior circulação do país, que tinha 21% da sua circulação nos meios digitais, agora tem 34%. Estamos definitivamente migrando de vez para ler os jornais no computador, *tablets* e celulares.

Para conter a utilização indevida de conteúdo e evitar que as receitas escoem pelas mãos, como em canos furados, os jornais vêm travando embates, inclusive, judiciais para manter, sob a sua batuta, todo o conteúdo produzido por meio da legislação dos Direitos Autorais.

Além de nós, leitores, os jornais têm direcionado a artilharia para empresas de *clipping* que por anos atuaram neste mercado lendo, recortando, analisando e encaminhando notícias específicas aos seus clientes. Quem trabalha em hospitais ou instituições de ensino, faculdades de medicina, laboratórios, já deve ter recebido informações por meio de um *clipping*. Um trabalho essencial para a disseminação da informação e o planejamento estratégico.

A advogada especializada em Direitos Autorais e que atua na ABEMO – Associação Brasileira das Empresas de Monitoramento de Informação -, Maria Luiza Egea, é categórica em dizer que esta realidade vai mudar. Já está mudando. "Devemos ter uma cobrança semelhante à que é feita com a indústria da música ou dos audiovisuais. Mas ainda o modelo está sendo estudado em conjunto com a ANJ – Associação Nacional dos Jornais", conta a advogada.

Com a redução do número de leitores de jornais impressos, as publicações estão se reinventando para sobreviver também. É um movimento coletivo, que caminha, sabe-se lá para onde, mas certamente não ficará mais onde está.

A entrevista e o jornal (ou revista)

Um dos maiores "pecados" cometidos por médicos na relação com a mídia – em especial com a impressa – é pedir para ler o texto do jornalista antes da publicação. O repórter abomina esse tipo de solicitação, considerada uma interferência no seu trabalho e, muitas vezes, nem entrevista mais o profissional que insiste no pedido. Mas por que uma reação tão refratária? Vivemos num país democrático, onde a Constituição de 1988 nos garante a liberdade de expressão, mas a memória da ditadura ainda está viva, onde a interferência do Estado por meio de censores era muito presente nas redações. Pedir para ler um texto, antes da publicação, é colocar o dedo nessa ferida. É, acima de tudo, interferir no trabalho do profissional de comunicação. É quase uma acusação de incompetência.

Fazendo um simples paralelo, imagine um cirurgião, terminando um procedimento e ao informar aos familiares que o paciente está bem, ouvir a seguinte frase: "Doutor, posso checar as suturas que você fez no meu pai, para me certificar que está tudo em ordem?".

É possível dar uma entrevista e não ser surpreendido no dia seguinte com palavras distorcidas no jornal ou na revista. Basta ser bastante claro com o jornalista, ser didático e evitar termos técnicos. Quando forem imprescindíveis, esclarecer imediatamente o que significa um determinado procedimento ou exame.

Interaja sempre com o jornalista. Não tenha receio em discordar de questionamentos, mas sempre esclareça a razão. Se a pergunta do repórter for equivocada, aponte a falha e explique a sua posição sobre aquele tema. Peça para repetir perguntas mal compreendidas e solicite também um tempo para pensar em respostas ou pesquisar algo com mais propriedade, quando necessário. Não relute em dizer não sei – ninguém sabe tudo!

É simpático e muito eficiente colocar-se à disposição, ser cordial, para ser procurado ao longo do dia, caso alguma dúvida ainda persista. O jornalista faz a entrevista num momento e horas depois é que vai escrever a reportagem. É comum surgirem dúvidas e, nesse momento, ter disponibilidade em ligar novamente para o médico é útil e evita interpretações erradas. Mas é preciso ser acessível. Caso o repórter ligue e você esteja no meio de uma consulta, retorne no primeiro intervalo. Não deixe para o final do dia, quando a reportagem poderá estar diagramada, sem possibilidades de mudança.

O essencial é entender que o texto jornalístico não é um artigo médico. A linguagem é mais simples, muito objetiva, sem terminologias científicas complicadas para o leitor de jornal e a reportagem é destinada para o mais variado público. Os créditos também não devem ser muito extensos. Passe apenas um. Aquele que você considere o mais importante ou significativo. Se passar mais de um crédito, deixará nas mãos do repórter ou editor a decisão de escolher qual o crédito mais adequado para a matéria. Poucas vezes o jornalista publicará mais de um crédito ou titulações muito extensas.

Mesmo com todos os cuidados, ainda pode ser que algo não saia tão bem, ou como você imaginou. Se o texto publicado trouxer algum erro significativo de informação, cabe ao médico ligar para o repórter e esclarecer. Mas não aja por impulso. Ouça sempre o assessor de imprensa do hospital onde você trabalha ou da entidade médica onde você é associado. Ele pode auxiliar nesses momentos e está preparado para tal tarefa.

O assessor de imprensa vai fazer a leitura crítica da reportagem e apontar os caminhos que podem ser o telefonema, um simples e-mail para o repórter, escrever uma nota para a redação, esclarecendo os pontos que ficaram obscuros ou duvidosos ou, em casos extremos, pedir uma retratação. Mas em 99% dos casos, a ligação telefônica resolve a maioria das falhas de comunicação.

Ao dar uma entrevista para um jornal ou revista, não esqueça de...

• Ser claro e evitar termos muitos técnicos, explicando os quando forem inevitáveis.

• Se a entrevista for por e-mail, lembre-se que o repórter tem prazo para fazer a matéria. Se prometer entregar em determinada data, cumpra.

• Não ter receio em questionar uma pergunta equivocada.

• Não relutar em dizer "Não sei, mas vou me informar e retornarei até tal dia".

• Não agir por impulso em caso de erro de informação no texto publicado. Procure o assessor de imprensa do hospital ou da sua associação médica para ajudá-lo a resolver.

As informações veiculadas nas chamadas novas mídias surgem como uma tempestade de verão: quando você se dá conta que esqueceu o guarda-chuva em casa, já era. A internet é a mídia da velocidade, tudo acontece muito rápido e logo está no ar para que milhões leiam os textos, cada vez mais curtos e mais objetivos, atendendo a um perfil cada vez mais "apressado" dos consumidores de informação.

Um jornalista que trabalha on-line está sempre conectado, mesmo em entrevistas coletivas. Normalmente, ele se acomoda com um computador no colo e durante a entrevista já vai noticiando o que foi falado de mais relevante. Mas isso ocorre em casos de grande interesse, como pronunciamentos de políticos, entrevistas de altos executivos ou, no caso médico, alguma entrevista coletiva sobre novos dados epidemiológicos do Ministério da Saúde.

O mais usual é que o jornalista on-line queira repercutir, no Brasil, o resultado de alguma pesquisa internacional. Algum estudo norte-americano que diz, por exemplo, que o consumo de álcool com moderação faz bem ao coração. Muitas vezes quando o jornalista solicita a entrevista, a notícia citada já está na rede. O que ele precisa é complementar a informação.

O médico que quiser – e puder – conceder a tal entrevista, tem que ser criterioso, já que na internet o número de reproduções de uma mesma notícia é imenso. O pré-requisito para ocupar o espaço é ser tão ágil quanto a solicitação. Sem que isso signifique, no entanto, entrar na afobação do jornalista. Peça sempre a pesquisa, por e-mail, de preferência o artigo original da publicação. Leia de imediato e ligue para o repórter para tecer os seus comentários.

Seja franco com o jornalista. No momento da solicitação, se o seu consultório estiver lotado e você não puder dedicar o tempo necessário para responder de bate-pronto, explique a situação e pergunte se a entrevista poderá ser concedida apenas no final do dia. Caso o repórter não possa esperar e você não tenha o tempo hábil, indique um colega ou, simplesmente, peça desculpas, por cortesia, e diga que não poderá atender, mas que se põe à disposição em oportunidades futuras.

Hoje em dia, a quantidade de veículos de comunicação na web é cada dia maior. E saber para quem se está concedendo entrevista é o primeiro passo a ser dado. Ser criterioso e falar para veículos sérios e com credibilidade coloca o especialista no mesmo patamar da publicação. Se você dá entrevista para um site que só vende produtos pode associar a sua imagem a algo comercial. Mas como separar o joio do trigo, com tanto joio?

Existe muito trigo também. Os grandes portais de informação são os mais conhecidos e ligados a grandes grupos de comunicação, como o UOL, o G1, o IG, o Terra, entre outros tantos. Na maioria das cidades, os principais jornais também têm a sua versão on-line, normalmente atualizada minuto a minuto e com a mesma credibilidade do impresso.

Como na internet o número de páginas é infinito, a proliferação de sites e blogs é enorme. É interessante sempre perguntar qual é o endereço do site e, antes de retornar a ligação, navegar rapidamente para conhecer um pouco mais sobre aquele veículo.

No início da web, os jornalistas na internet eram sempre muito jovens e inexperientes, mas essa realidade já mudou bastante, inclusive com a migração de "lendas" do jornalismo, ou seja, profissionais com muitos anos de experiência, para a internet.

Diferentemente das demais mídias, onde a retratação por algo que tenha sido colocado de forma não tão precisa, na internet, a correção ou o ajuste da informação são muito mais ágeis e rápidos. Em muitos casos, como nos blogs, é possível fazer os seus próprios comentários, assim que a informação é postada. Aliás, é uma forma bastante simpática mostrar essa interação on-line com o jornalista. Isso acaba estreitando o relacionamento entre o médico e o repórter.

Ao dar uma entrevista para um site ou blog, não esqueça de...

• Não se assustar com o prazo muitas vezes exíguo cobrado pelo repórter. Se não puder conceder a entrevista em tempo hábil, recuse ou indique um colega.

• Ser criterioso. Se nunca ouviu falar do site/blog, peça o endereço e navegue por ele antes para conhecê-lo.

• Usar as próprias ferramentas da internet, como o espaço de comentários, para, se necessário, complementar informações.

A TV e sua força

Se as chamadas novas mídias são a bola da vez, ao menos uma "idosa" mostra um fôlego invejável. Mesmo que, cada vez mais, pressionada a se reinventar. A dita senhora, com 65 anos completados em 2015, ainda é campeã em termos de abrangência e captação de verbas publicitárias. Estamos falando da TV brasileira, que, em 18 de setembro de 1950, teve a sua primeira transmissão do bairro do Sumaré, em São Paulo. A *PRF-3 TV Tupy-Difusora* canal 3, graças ao visionário Assis Chateaubriand, criticado por uns e endeusado por outros, transmitiu o seu sinal para duas centenas de aparelhos receptores espalhados pela cidade. Muitas TVs, compradas pelo próprio Chateaubriand, foram colocadas em pontos estratégicos da capital paulista, como a Praça da República e o Jockey Club. "Boa noite. Está no ar a televisão do Brasil", foi com essa frase que tudo começou.

A história que se seguiu muitos conhecem. Mas quem quiser se aprofundar no assunto pode visitar o site: <www.museudatv.com.br> ou o próprio local, fundado pela atriz Vida Alves e uma série de precursores da TV brasileira. Passadas mais de seis décadas, a TV continua firme e forte. Ainda é o grande veículo de comunicação do país, que integra todas as regiões e, efetivamente, promove a união cultural entre os brasileiros.

Mesmo com a internet vindo com força total, a TV ainda impera. Quem quer comunicar para grandes massas, precisa, necessariamente, passar pela TV. O mercado publicitário, que é tão sensível às mudanças, deixa claro essa preferência absoluta. Só para ter uma ideia, as verbas publicitárias destinadas à TV representam cerca de 60% de todo o recurso financeiro para os veículos de comunicação. Em segundo lugar com 15% aparecem os jornais, depois as revistas com 7%, em seguida a internet com 4,8% e, na lanterninha desse *ranking*, as emissoras de rádio com 4,5%.

As entidades médicas que promovem campanhas de conscientização e de qualidade de vida já descobriram a força da TV e focam as suas ações nesse importante veículo. Não é para menos que, segundo recente pesquisa do Vox Populi, a TV também ficou em primeiro lugar como sendo a mídia preferida das pessoas quando buscam informação com 55,9%. Em segundo lugar, vem a internet com 20, 4% da preferência, seguida pelos jornais com 10,5%, as emissoras de rádio com 7,8%, as redes sociais com 2,7%, as versões on-line dos jornais impressos com 1,8%, com minguados 0,8% as revistas e, por último, as versões on-line de revistas com 0,1%.

O poder da comunicação é incontestável, mas o lado negativo da TV é a superficialidade da informação. Conhecendo bem esses dois pontos – grande abrangência e comunicação rápida – é saber passar a mensagem de forma precisa, na linguagem mais ampla possível, sem palavras técnicas e com precisão cirúrgica. Se um publicitário vende um carro ou uma geladeira em menos de 30 segundos, o poder dessa senhora é verdadeiramente tremendo. Vamos usá-lo a nosso favor e aproveitar os 30 segundos, que são efêmeros, mas que em milhares ou em milhões podem fazer a diferença. Afinal, o primeiro lugar de um recente concurso de redação com alunos do ensino fundamental de escolas públicas foi para uma estudante que escreveu sobre os malefícios do tabagismo, depois de assistir a uma reportagem de TV.

A entrevista e a TV

A televisão é a mídia mais cara que existe. Cada segundo vale muito. Um espaço conseguido de forma espontânea – ou seja, sem que se precise pagar por ele, a exemplo dos espaços publicitários – é valorizado e tem que ser aproveitado ao máximo para passar uma mensagem ou consolidar uma imagem.

As reportagens em telejornais são sempre muito rápidas e duram, em média, dois minutos. As sonoras, que são os pequenos trechos editados de entrevistas, não costumam passar dos 30 segundos. É habitual, durante a gravação de uma reportagem de TV, ficar à disposição de uma emissora de uma a duas horas e dar entrevistas por cerca de 20 a 30 minutos.

"Fiquei tanto tempo falando e só passou 20 segundos no ar". Todo assessor de imprensa ouve, com frequência, essa frase de seus clientes. A dica, para que não haja frustrações, é utilizar esse dinamismo da TV a seu favor e saber falar na linguagem dessa mídia, que no Brasil é a que atinge o maior número de pessoas.

Em uma entrevista para TV, seja conciso e excessivamente objetivo. Antes de começar a gravar, todo repórter bate um papo de uns 10 ou 15 minutos. Utilize esse tempo para explicar, de forma clara e sem termos técnicos, o que for preciso. Se existir alguma informação que você ache relevante, diga e deixe evidente a sua importância. Talvez o repórter nem use o dado, mas é essencial tentar.

Mesmo sem gravar, as informações desse bate-papo serão anotadas no caderninho ou na cabeça. Não fale o que você não quer que seja publicado. Confissões só para o padre, melhor amigo e companheiro(a). Para jornalista jamais! Repórteres são treinados para obter informação. É a profissão deles, assim como médicos são formados para salvar vidas. Do momento em que você recebe o jornalista em seu consultório até a sua despedida, essa "antena" estará ligada.

O jornalismo televisivo é acima de tudo imagem. O médico deve sempre estar vestido com roupas sóbrias, um jaleco branco ou terno e gravata (para homens) e roupas discretas (para mulheres). As mulheres devem evitar muita maquiagem e excesso de adereços, como brincos, pulseiras e colares grandes. Isso desvia a atenção do telespectador. Repare como os apresentadores e repórteres de TV se vestem de forma clássica.

Muitas reportagens de televisão, principalmente aquelas que tratam de alguma doença específica, exibem a história de uma pessoa que passou ou passa pelo problema. É o que chamamos jornalisticamente de personagem. Para a construção de uma matéria, o personagem é tão importante quanto o médico que vai dar a entrevista. Sem o personagem, a reportagem ficaria incompreensível, na maioria das vezes.

É muito comum o produtor ou o pauteiro de televisão, ao agendar uma entrevista com um médico, solicitar um personagem. O especialista não tem obrigação de arrumar o tal personagem e, às vezes, é desagradável indicar algum conhecido. Os conselhos de medicina consideram falta de ética expor pacientes. A melhor saída para essas situações é indicar associações. Elas são, cada vez mais, comuns e organizadas. Muitas, inclusive, já têm até assessoria de imprensa.

A conversa com um repórter de TV é quase sempre muito tranquila, mas quando acende a luzinha vermelha da câmera e começa a gravação, é inevitável o nervosismo, principalmente durante as primeiras entrevistas concedidas. Mantenha a calma e tente reproduzir o tom e o clima do bate-papo, antes do início da gravação. Você vai ficar mais à vontade e a entrevista será mais espontânea.

Ao dar uma entrevista para a TV, não esqueça de...

• Dar respostas sempre curtas e objetivas.

• Usar jaleco ou terno.

• Evitar camisas e gravatas com listras muito pequenas.

• Para as mulheres, evitar o excesso de maquiagem e muitos adereços, como brincos, colares e pulseiras.

O rádio e o imediatismo

Pode-se dizer que o jornalismo no rádio é um dos precursores de toda a interatividade que existe no jornalismo da web. Pelo menos serviu de forte inspiração. Antes de existir computadores em rede mundial, o radiojornalismo já era ágil, imediatista e, acima de tudo, com grande participação de ouvintes.

Na rádio Eldorado (atual rádio Estadão), em São Paulo, o ouvinte-repórter, que está disseminado nas demais emissoras, é até hoje uma instituição. Eles comentam, opinam e principalmente dão informações relevantes sobre o trânsito na capital paulista, quase sempre caótico.

A participação de ouvintes é muito comum em entrevistas nas emissoras de rádio. Eles normalmente fazem perguntas pré-gravadas ou entram ao vivo. Quando for conceder uma entrevista a uma emissora de rádio, pergunte, primeiramente, se será gravada ou ao vivo. E também se haverá participação de ouvintes.

Quando houver essa participação não é necessária qualquer preparação especial. O apresentador e a produção fazem as triagens e colocam no ar as questões relevantes e pertinentes ao tema, que está sendo tratado.

O essencial em rádio é falar de forma clara, precisa e o mais simples possível. Quando citar HDL, por exemplo, fale que é o "colesterol bom". Prefira operação ou mesmo cirurgia a intervenção cirúrgica. O mesmo se aplica ao câncer, carcinoma nunca. Ao citar mieloma, explique que é o tumor maligno (câncer) da medula óssea. Não esqueça de contar que a medula óssea é o tecido gelatinoso que está na cavidade interna de alguns ossos. A palavra derrame é popularmente conhecida, mas se preferir acidente vascular cerebral, imediatamente cite que é sinônimo de derrame. Pressão alta, todos sabem o que significa, já hipertensão, nem tanto.

O bom em rádio é que há mais tempo para detalhar uma resposta e ter cuidado com esses detalhes é passar segurança para o ouvinte e transmitir credibilidade.

As emissoras de rádio têm públicos bastante distintos. Umas são mais populares, outras já mais direcionadas às classes A e B. Saiba exatamente qual o perfil do público da rádio para que possa ser mais didático em algumas respostas. Se a entrevista tiver sido intermediada por um assessor de imprensa, ele mesmo pode fornecer essas informações, mas se tiver sido agendada diretamente com a redação, o produtor pode dizer qual é o público da emissora.

Ser claro nas respostas é levar essa recomendação às últimas consequências, independente do público. Falar cadenciado e pronunciando todas as sílabas das palavras é ser claro em rádio. A riqueza desse veículo de comunicação, que não tem qualquer imagem associada, está na sonoridade. Por isso titubear em respostas transmite ao ouvinte uma sensação de insegurança, que pode se traduzir em uma impressão de que o entrevistado não domina o assunto. Quando for passar uma recomendação, repita a informação e fale de forma mais pausada da segunda vez. Exemplo: "Para evitar a AIDS, use sempre camisinha. Só a ca-mi-si-nha protege."

Dar entrevista em rádio exige raciocínio rápido. Ter alguma "colinha" nas mãos com tópicos sobre possíveis respostas pode ser uma solução para marinheiros de primeira viagem. O papel ajuda a evitar qualquer dispersão do assunto que está sendo tratado. Um resumo em tópicos, mesmo que não utilizado, serve como muleta, dando certa segurança. Se surgir alguma pergunta fora do contexto da entrevista, prontifique-se a buscar a resposta para encaminhamento à produção do programa. Não esqueça de anotar nesse papel, em letras grandes, o nome do apresentador e a rádio. No final da entrevista é gentil agradecer pela oportunidade em poder dar esclarecimentos sobre aquele determinado tema e terminar desejando uma "boa tarde", por exemplo, "aos ouvintes da rádio x".

Ao dar uma entrevista para o Rádio, não esqueça de...

• Conhecer o público da emissora para a qual estiver dando a entrevista.

• Falar de forma clara e precisa, em tom cadenciado, pronunciando bem todas as sílabas das palavras.

• Ao passar uma recomendação, repita a informação e fale de forma mais pausada da segunda vez.

• Ter uma "cola" em mãos com tópicos sobre possíveis respostas, se você não estiver acostumado a dar entrevistas.

As mídias sociais e o envelhecimento precoce

O Facebook, rede social mais popular do mundo, está, quem diria, assistindo seu público envelhecer. A invenção de Mark Zuckerberg está virando a mídia da terceira idade. É o que aponta pesquisa da norte- americana iStrategy Labs, mostrando que a quantidade de usuários nos Estados Unidos acima dos 55 anos aumentou 80,4%, desde 2011, enquanto entre os mais jovens vem caindo vertiginosamente. A baixa mais expressiva está na faixa dos 13 aos 17 anos com 25,3% negativos. Entre os jovens um pouco mais velhos (18 a 24 anos), nos três últimos anos, também houve queda, mas um pouco menor, de 7,5%.

A justificativa para a fuga dos adolescentes e jovens é o excesso de publicidade, mas principalmente o incômodo pela presença constante de pais e familiares na rede. E estão de fato por lá, comentando, postando e "achando" que monitoravam os filhos, que estão sumindo do Facebook. De 2011 para 2014, houve um crescimento de 32,6% entre os usuários na faixa dos 25 aos 34 anos e elevação de 41,4% entre o público dos 35 aos 54 anos.

Os especialistas nos Estados Unidos tentam desvendar para onde estão indo esses jovens nas variáveis desse imenso mundo virtual. A resposta imediata é que o caminho está sendo o Snapchat, o WhatsApp, o Twitter, o Instagram e mesmo o Linkedin.

Lançado em 2010, o Instagram é uma rede social de compartilhamento de fotos e vídeos que hoje pertence ao próprio Facebook. Mais de 150 milhões de usuários aproveitam os crescentes recursos das câmeras de seus celulares – e do próprio aplicativo – para exercitar seu talento fotográfico (ou a falta dele).

Mas além de um repositório de fotos bonitinhas (ou não), o Instagram também começa a ser usado como ferramenta de marketing digital. Usar imagens que, como sabemos, valem mais que mil palavras, pode ser uma forma interessante de abrir e estreitar canais de comunicação entre médicos e pacientes.

Já o Linkedin é uma rede social voltada para o mercado profissional que visa facilitar o *networking*. Lá o usuário pode divulgar seu currículo, procurar emprego, entrar em contato com eventuais parceiros de trabalho, entre outras funcionalidades.

Sejam quais forem as redes sociais que você participa ou gostaria de participar, é importante ater-se ao objetivo (o que você pretende participando desta ou daquela rede?) e, consequentemente, ao perfil de público com o qual você quer se relacionar.

Para o especialista em marketing digital, Eduardo Menke, sócio da Xpirit, empresa deste segmento, ressalta que, para quem busca se comunicar com os mais velhos, o Facebook ainda é um bom caminho, mas para os adolescentes e os jovens, a estratégia tem de ser outra. "A comunicação mais eficaz entre os jovens ainda é através do vídeo na internet, atualmente na plataforma do YouTube ou mesmo compartilhados pelos aplicativos de mensagens instantâneas. Essa geração imediatista e volátil não se fixa por muito tempo em um mesmo assunto, dificultando cada vez mais manter o interesse e fidelizá-los", completa.

Há um bom tempo que os segmentos médicos têm utilizado de forma bastante eficiente as mídias sociais, principalmente o Facebook. Agora é hora de olhar um pouco esses números para repensar alguns caminhos em comunicação. Se o alerta for para a prevenção de alimentação saudável para jovens e adolescentes, por exemplo, certamente o universo de Mark Zuckerberg não deverá mais ser considerado com tanta relevância, como em anos anteriores.

Ao participar de uma rede social, não esqueça de...

• Lembrar que redes diferentes pedem conteúdos – e formas de se expressar – diferentes.

• Não comentar ou postar nas redes sociais aquilo que você não diria "ao vivo" para ninguém.

• Evitar inundar suas redes com posts a todo instante. Menos é mais.

• Atentar para a linguagem e correção gramatical. Anos de competência profissional podem muitas vezes ser ofuscados por um "pra mim fazer".

• NUNCA ESCREVER MENSAGENS USANDO SOMENTE LETRAS MAIÚSCULAS.

Capítulo 3
O papel da assessoria de imprensa

O médico e o eterno dilema

A famosa frase de Hamlet, personagem de William Shakespeare, é a questão com a qual nos deparamos todos os dias, as escolhas que fazemos e os caminhos que seguimos. Ser ou não ser, eis a questão?

Com a imprensa e o médico não é diferente, quando o telefone toca no consultório com solicitação de uma entrevista. Falar ou não falar? Já ouvimos relatos de muitos especialistas que preferiram não conceder entrevistas por inúmeros motivos.

Uma justificativa recorrente é que o tempo é escasso e não dá para parar o consultório para atender o jornalista. É verdade. O médico, muitas vezes, divide o seu tempo entre o consultório, o hospital, as aulas na faculdade de medicina – quando é professor, os cursos de reciclagem, as reuniões nas entidades médicas... Ah! E ainda a família, afinal temos que nos dedicar aos filhos, pais, cônjuges e parentes. Nessa montanha de atividades, ainda vem o repórter querer saber se "a serotonina previne ou causa osteoporose, porque na revista *Nature* um estudo foi publicado sobre o tema".

Outra questão muito comum é o receio do que estará nas páginas do jornal no dia seguinte. Muitos médicos preferem manter a imprensa afastada para evitar problemas. Afinal, já ouvimos muitos relatos de colegas afirmando que concederam entrevistas e o jornalista distorceu tudo o que ele havia dito.

Uma terceira alegação é o "nome a zelar". Muitos profissionais com anos de janela preferem não se expor, ter uma conduta mais *low profile* e investir seu tempo apenas no paciente e nas atividades acadêmicas e científicas.

Em uma entrevista concedida há alguns anos, o oncologista Drauzio Varella relatava seu início no rádio. Ele havia recebido um convite de uma emissora de São Paulo para gravar *spots* sobre saúde. Começava o boletim sempre da seguinte forma: "Oi, eu sou o doutor Drauzio Varella e hoje nós vamos falar da prevenção da AIDS...". O médico achou a proposta absurda. Como ele, médico formado pela Universidade de São Paulo, com consultório estabelecido, professor universitário, iria se expor daquela forma? Refletiu um pouco mais e acabou aceitando o convite. Foi o início desse grande comunicador da Saúde.

É inegável a contribuição que o Drauzio Varella deu para toda a sociedade no sentido de popularizar hábitos saudáveis e no conhecimento maior de muitas doenças.

Esse é também o papel do médico, principalmente os que têm uma projeção maior, são professores de escolas de Medicina e possuem um vasto currículo científico. A contribuição para a imprensa é para toda a sociedade.

Muitas vezes quando nos deparamos com um grande especialista que se recusa a dar entrevistas, argumentamos com a história dele próprio e o quanto ele pode contribuir para inúmeras pessoas, não apenas aquelas que vão ao consultório. E sempre completamos: "Se você não falar, não der entrevista, o jornalista vai ter que buscar outra pessoa para falar, provavelmente, não tão qualificada ou tão habilitada e que poderá dizer bobagem ou não explicar de forma tão precisa o problema ou a questão que está sendo debatida."

Reflita um pouco mais quando o telefone tocar e vier uma solicitação de entrevista. Já vivenciamos inúmeras situações de especialistas que relutaram muito em falar com o jornalista, mas depois ficaram bastante satisfeitos com o resultado, com a matéria publicada no jornal ou revista, ou mesmo com a exibição da entrevista na TV ou no rádio. Em contrapartida podemos contar nos dedos os casos malsucedidos, de médicos que detestaram a experiência e que acabaram se chocando com a imprensa.

Ser ou não ser, eis a questão? Seja... Um entrevistado!

Já se decidiu em ser um entrevistado? Ótimo! Não sabe por onde começar? Que tal entrar em contato com a assessoria de imprensa do hospital ou universidade para a qual você trabalha, explicando sua área de especialização e se colocando à disposição para eventuais entrevistas? Não se esqueça de manter o assessor sempre atualizado em relação às pesquisas ou trabalhos que você desenvolve.

O médico e a transparência

Um dos grandes problemas que afetam as companhias e também os profissionais da área médica são as crises. Mas o que são crises? São as notícias negativas que impactam na reputação de uma empresa ou de um profissional. Para os veículos de comunicação não existem notícias positivas ou negativas. São apenas notícias. O jornalista avalia se aquela informação, com apelo jornalístico, interessa a um grande número de pessoas. Quanto maior o público, maior o apelo jornalístico e, consequentemente, mais importante é a notícia.

O grande erro nesse momento é ficar procurando fantasmas. As empresas e profissionais envolvidos em uma notícia negativa tendem a desqualificar o veículo de comunicação. Dizer que o jornal, por exemplo, está sob interesses escusos e a mando de alguém. Essa postura atrasa qualquer reação e coloca o envolvido em uma posição sentimentalista.

Nesse momento é preciso ser o mais racional possível. Em primeiro lugar, focar todas as atenções para contingenciar e solucionar a crise. "Estancar o sangramento". Não é assim para salvar a vida de um paciente? É assim também no gerenciamento de uma crise. Em segundo lugar e, se possível, simultaneamente, dar atenção à mídia. Negligenciar a comunicação nesse momento pode ser fatal, inviabiliza o trabalho sério de muitos anos, afeta o valor de marca das empresas ou a credibilidade de um profissional de Saúde.

A orientação é sempre prestar contas e dar a informação necessária. Ser transparente. Se o gerenciamento da crise for muito intenso, que não permita dar a atenção adequada ao jornalista no momento em que ele a solicita, o melhor é se comunicar, mesmo que por "notas de esclarecimentos". Os informativos devem ser diários e sempre atualizados. Na primeira oportunidade, conversar, conceder entrevistas, dar explicações e, acima de tudo, falar a verdade. O pior, nesses casos, é falar algo e ter que justificar no dia seguinte, por ter sido desmentido por alguém ou por algum fato novo que surgiu. Tão ou mais importante do que resolver um problema é atender adequadamente os jornalistas.

Em um consultório esses cenários são raros, muitos profissionais de saúde passam pela vida sem ter que enfrentar esses contratempos, mas nunca é demais estar preparado. A crise não avisa quando virá. Principalmente em um momento onde profissionais de saúde assumem papéis essenciais na administração de um hospital ou de uma clínica. É preciso ir além dos livros de anatomia.

Um jornalista conhecido sempre diz que não se faz amigos na crise. O relacionamento sempre franco e cordial com a imprensa pode ser um aliado nesse momento. Ninguém vai deixar de dar a notícia, mas terá um ouvido atento às suas explicações. O que pode, na maioria dos casos, fazer toda a diferença.

É imprescindível ter um plano estruturado de prevenção. Desenvolver processos capazes de evitar que as crises ocorram, mas estar certo que mesmo assim elas possam surgir. Traçar cenários de uma crise e buscar caminhos para solucionar é outro importante exercício. E, acima de tudo, envolver profissionais que possam auxiliar em um momento difícil, como assessores de imprensa, advogados e técnicos. O ideal é que esses profissionais participem dos exercícios e estejam qualificados para atuar com serenidade, quando ela surgir de verdade. Nesses exercícios é possível ver quem tem vocação para atuar em momentos críticos e quem tem que ficar longe desses processos. Nas grandes companhias, esse grupo de profissionais forma o Comitê de Crises. Duas palavras resumem o tema crise: prevenção e transparência.

A crise bateu à porta sem avisar? Respire fundo e não se esqueça de...

• Ser transparente e responder aos questionamentos da imprensa tão logo seja possível. O silêncio só piora as coisas.

• Dizer sempre a verdade.

• Manter a calma e evitar desqualificar o veículo ou o jornalista que o procurou.

• Não se precipitar. Inteire-se do problema que gerou a crise e, se possível, discuta o teor do esclarecimento com os departamentos jurídico e de comunicação antes de falar com o jornalista.

O médico e o *media training*

Durante muitos anos trabalhando em TV e rádio, acompanhamos entrevistados falantes, articulados, verdadeiros "senhores de si" mas, que na hora "H", quando a entrevista ao vivo começava, entravam em pânico. Eles eram tomados por um nervosismo, que muitas vezes os impedia de formular um raciocínio, de responder, com a propriedade que conheciam o tema, os questionamentos de um apresentador.

Conversando após a entrevista, muitos faziam a mesma confissão: "O problema é quando acende aquela maldita luzinha vermelha". Para quem nunca esteve em um estúdio de rádio ou TV, a "temida" luz vermelha é o sinal de que o programa ou jornal está no ar. E por que será que ela tem um poder tão grande de desestabilizar algumas pessoas e outras não?

Os apresentadores, antes de ancorar um jornal ao vivo pela primeira vez, são exaustivamente treinados. Em emissoras de rádio, muitas vezes, os apresentadores são repórteres de rua, que após anos de profissão, alçam uma promoção e chegam à cadeira de âncora.

Já em televisão, o treinamento em bancada de apresentação é muito comum. Eles passam por aulas de dicção com fonoaudiólogos, postura frente às câmeras e leitura de *tele-prompter* – TP, que nada mais é do que a imagem, do texto a ser lido, refletida em um espelho que fica acoplado às câmeras de TV. São treinados, inclusive, em condições extremas, quando o TP "cai", ou seja, deixa de funcionar, e se veem obrigados a improvisar, lendo os textos que estão em papel ou na tela do computador à sua frente.

Em TV, até a improvisação é ensaiada. Afinal, os apresentadores de programas ou telejornais precisam estar prontos, quando uma reportagem não entra, por qualquer problema técnico. Ou mesmo quando são verdadeiramente submetidos a uma prova de fogo que é fazer transmissões de acontecimentos ao vivo, como a queda das torres gêmeas do World Trade Center, por exemplo, ou uma forte chuva que alaga uma grande cidade do país.

É por tudo isso que os jornalistas não se afligem com a tal luz vermelha. Com médicos e profissionais de Saúde não é diferente. Um bom treinamento pode preparar qualquer pessoa para uma entrevista mais tranquila e, consequentemente, um relacionamento bem adequado com a imprensa. Afinal, os jornalistas preferem os entrevistados que falam bem e com propriedade.

O *media training*, como é definido esse treinamento, auxilia em uma comunicação mais eficaz e não tem o objetivo de manipular ou evitar a ação da imprensa. O foco é passar a informação de forma clara. É propiciar tranquilidade ao entrevistado para que fale como se estivesse com um cliente no seu dia a dia, em um bate papo.

Os treinamentos são múltiplos e contemplam todas as mídias, TV, rádio, impresso – jornais e revistas, internet e até as mídias sociais. Cada veículo tem as suas peculiaridades e a condução de um jornalista em uma entrevista em um chat da internet é completamente diferente de um jornal impresso.

Na dúvida, se você deve ou não fazer um *media training*, procure um profissional de comunicação. Ele irá avaliar o quanto você está exposto aos jornalistas e se pretende ou precisa, por uma questão profissional (um novo cargo, por exemplo), falar mais com a imprensa.

O médico e o planejamento em comunicação

Em todas as áreas, o planejamento é essencial. E em Medicina não é diferente. As ações de comunicação precisam ser planejadas, pensadas e discutidas para que possam ser definidas as estratégias que levem a um resultado ideal.

Um bom exemplo é o Facebook, que se tornou uma febre na internet, quase que por acaso. Realmente, a ideia do Facebook foi genial e aconteceu "por acaso", mas devemos lembrar que os idealizadores da rede social eram estudantes de Harvard, ou seja, cabeças pensantes um pouco além da média e, mesmo assim, o criador Mark Zuckerberg, quando foi transformar um "simples" trabalho acadêmico em negócio, planejou minuciosamente os passos a serem dados.

É evidente que o Facebook é um caso único de sucesso e que sempre será lembrado, mas, para existir um Facebook quantos ficaram pelo caminho por amadorismo ou falta total de planejamento? Aqui no Brasil, segundo o Sebrae, cerca de 30% das pequenas empresas não conseguem sobreviver aos primeiros dois anos de vida. A orientação dos técnicos do Sebrae é quase unânime: a chave do sucesso de um negócio está no planejamento.

É claro que nada é eterno. Todo planejamento sofre ajustes, mesmo depois de fechado e será nesse ambiente de discussão que as boas ideias acabarão surgindo. O "ovo de Colombo" vem dessa imersão e somente dessa forma deixará de ser uma aventura e passará a ser um planejamento de comunicação estruturado. Ele poderá não ser de pleno êxito, mas ao final de um período será possível analisar as falhas, detectar os erros e fazer as modificações para um novo planejamento ainda mais eficiente.

Em comunicação, as dicas para um planejamento eficiente são simples e devem ser seguidas com variações, conforme as características e peculiaridades de cada cliente. Confira oito etapas para um planejamento de um ano que, normalmente, não levam mais de um mês da reunião inicial até a final:

1. Analisar as ações que serão tomadas ao longo do ano em todas as áreas. Em um consultório ou clínica, saber dos projetos de expansão, novos médicos que possam integrar o grupo, novas especialidades, estudos que estão sendo desenvolvidos etc.

2. Avaliar quais dessas ações têm potencial para divulgação.

3. Definir quais os públicos que terão interesse nos temas para selecionar os veículos de comunicação que poderão ser impactados com as notícias.

4. Ouvir clientes e fornecedores.

5. Estudar os passos da concorrência ou de concorrentes.

6. Estabelecer um cronograma de divulgação alinhado com as ações que serão promovidas.

7. Discutir amplamente o planejamento com as várias áreas e fazer os ajustes necessários, levando em conta também as informações levantadas com a concorrência, clientes e fornecedores.

8. Elaborar a versão final do planejamento estratégico para o ano e colocá-lo em prática.

Capítulo 4
Diferentes públicos

As ferramentas de comunicação entre as diversas gerações sempre foram se aperfeiçoando. Mas na última década, elas têm mudado com uma velocidade assustadora. Quase no limite da capacidade humana de acompanhá-las.

A geração Z, que nasceu depois do *boom* tecnológico na virada do século, faz trabalho escolar com a TV ligada, ouvindo música no iPad, trocando mensagens com amigos no WhatsApp e, como se fosse possível fazer algo mais, discutindo com o irmão. Impressionantemente, esses garotos fazem tudo com razoável qualidade tendo ainda um bom desempenho escolar.

A geração X, formada por quarentões como nós (e cinquentões que seremos), não compreende muito bem como é possível tamanha antena parabólica ligada. Talvez pelo deslumbramento que temos por todas essas maravilhas tecnológicas, o que não nos permite uma maior proximidade com essas máquinas multifacetárias, ou quem sabe pela pontinha de "inveja" por não sabermos lidar com esse mundo novo com tamanha desenvoltura.

Com tanta disponibilidade de mídias, como chegar nessas novas gerações, como comunicar com os 'Zs'? As mídias sociais, como Facebook e Twitter, são bons caminhos. Os recém-formados médicos e profissionais da Saúde das próximas décadas já estão por lá com bastante frequência.

As novas gerações estão mudando e, aos poucos, se mobilizando timidamente. Já é relativamente comum estudantes universitários brasileiros em busca de emprego enviarem currículos relacionando alguns trabalhos voluntários. Iniciativas que eram praticamente inexistentes há dez anos. A internet propicia isso também, além de colocar frente a frente jovens de várias localidades do nosso pequeno planeta. Da mesma forma que essa troca é possível, que os jovens têm acesso ao que outros jovens estão fazendo pelo mundo, as redes sociais são uma forma de nos aproximarmos desse público. Para atingir essa massa consumidora, que está dando os primeiros passos rumo ao mercado de trabalho, o universo virtual é o caminho. Se eles podem mudar para serem mais solidários, e estão de certa forma fazendo isso, nós também podemos.

A proposta é falar de igual para igual, não na mesma linguagem, lógico, isso seria quase que impossível e um tanto jocoso, mas utilizando os mesmos canais de comunicação. Se as redes sociais colocaram jovens do mundo todo em uma mesma tela de computador, eliminaram também as barreiras entre gerações, sejam elas de qual letra for.

O *tablet* e a comunicação

A nova onda que surge no mundo, e com força no Brasil, são os *tablets*, pequenoss computadores com acesso à internet que conectam as pessoas ao mundo, às redes sociais e ao conhecimento. Pesquisa da ComScore – empresa global que estuda a internet – divulgada em 2014 constatou que o uso de dispositivos móveis com acesso à internet, como *tablets* e *smartphones*, vem crescendo no Brasil. E esses usuários consomem agora 23% mais conteúdo do que os que usam apenas o computador. A pesquisa mostrou ainda que 30% dos brasileiros possuem *tablets*, contra 22% em 2012. Desses usuários, 46% passam 14 horas por semana navegando ou usando aplicativos.

Os *tablets* ainda estão transitando em uma elite, mas logo vão se popularizar e ampliar mais a participação brasileira nesse mercado. O fluxo de usuários brasileiros interessados em notícias por meio desses equipamentos é grande, mas a disponibilidade ainda é pequena: apenas 0,8%. Os aparelhos de Steve Jobs são os preferidos entre os brasileiros, assim como em todo o mundo. Os iPads, iPhones e iPods Touch da Apple dominam as conexões.

Entre os médicos, que viajam bastante ao exterior e podem comprar esses equipamentos a preços muito mais acessíveis, já vemos esse *boom* também. Nos congressos, iPads e iPhones estão circulando nas mãos e nos colos dos profissionais que assistem palestras e andam pelos corredores dos eventos. As entidades médicas e associações, que se lançaram na internet tão logo essa rede de computadores tornou-se um essencial meio de comunicação, precisam estar atentas a esse novo mundo.

Produzir conteúdo específico e formatar os sites para que tenham versões próprias para *tablets* já são necessidades que imperam e é preciso ser ágil para não ficar para trás. É lógico que a corrida tecnológica às vezes nos lança para projetos que aparentemente serão o futuro, mas depois não caminham e os investimentos acabam sendo jogados no lixo. O que, definitivamente, não é o caso dos *tablets*. Eles vieram para ficar.

Assim como muitos aguardaram a popularização da internet para colocar sites institucionais no ar, aguardaram também a massificação do Orkut, Facebook e Twitter para entrar nas mídias sociais. Uma versão para *tablets* é comunicação pura e simples. É usarmos o meio mais moderno para falar com quem queremos atingir e entrar nesse universo no momento exato para não perder o interlocutor do outro lado da linha. O aparelho lançado por Graham Bell no século passado é exatamente o mesmo, só que além de voz ele também transmite dados, textos, fotos, vídeos e quem sabe um dia até seres humanos. Os *tablets* estão nas mãos das pessoas e não é possível aguardar mais.

As crianças, os adolescentes e uma vida melhor

A geração do futuro já é do presente. Crianças e adolescentes consomem feito adultos e quem é pai ou mãe sabe muito bem o quanto gastam e como gastam. Esses jovens consumidores são expostos a todo o tipo de publicidade e informação. Cabe aos pais e educadores impor limites, explicar e orientar sobre o "bombardeio" de tudo o que pode comprometer – se consumido em excesso – o bolso e também a saúde.

As entidades médicas já perceberam alguns abusos e estão travando batalhas para promover mais qualidade de vida. A questão do cigarro é uma das brigas mais antigas e toda a sociedade tem sido beneficiada com as restrições ao tabaco nos últimos anos. Conquistas que ainda são singelas, perto do preço que já se pagou. Afinal, quem não teve uma pessoa muito próxima que morreu em virtude das consequências de um longo período fumando.

Muito já se avançou. A lei antifumo, que entrou em vigor no fim de 2014, inclui o fim da propaganda de cigarros, extinção de fumódromos em ambientes coletivos e ampliação das mensagens de alerta nos maços. Mas outras batalhas ainda estão em curso, como a proibição do uso de aromatizantes nos cigarros. Eles tornam o fumo mais agradável ao paladar, principalmente aos jovens, no início do vício, muitos até menores de idade.

A questão dos alimentos também é outro ponto que tem recebido o apoio das sociedades médicas. Muito se tem discutido sobre os limites e restrições à publicidade de alimentos com alto teor de sódio, gorduras e açúcar. Pesquisa divulgada pelo Ministério da Saúde, em 2012, constatou um excesso na publicidade que promove alimentos que podem fazer mal à saúde. Depois de analisar mais de quatro mil horas de transmissão das TVs, os técnicos do Ministério concluíram que 18% das propagandas são de redes de *fast-food*, 17% de guloseimas e sorvetes, 14% de refrigerantes e sucos artificiais, 13% salgadinhos em pacote, 10% biscoitos, doces e bolos. Somados são 72% do total dos anúncios.

É passada a hora de comunicar com os pequenos, de falar com essa geração e de estar nos ambientes em que eles estão, como TVs a cabo, internet, mídias sociais, nas escolas e em todos os locais. Levar informação aos jovens e adolescentes será o grande divisor de águas. Além de auxiliar na formação, o fato de criar hábitos saudáveis, pode ser o melhor investimento para a sociedade do futuro. Afinal, o grande dilema dos médicos sempre foi convencer o paciente a mudar a rotina de vida, mesmo após detectado um problema de saúde sério mas, que em muitos casos, pode ser de fácil tratamento. Como convencer uma mulher a deixar de usar um brinco que provoca dermatite de contato, ou um fumante largar o cigarro por causa de um enfisema ou evitar certas gorduras para quem tem índice elevado de colesterol.

Crianças e adolescentes bem informados também podem ser multiplicadores de hábitos saudáveis na família e entre os amigos, já que eles estão abertos para receber tal informação. Basta conhecer um pouco da linguagem utilizada por eles, detectar os veículos de comunicação certos e dialogar com transparência e verdade. A comunicação eficiente com esses jovens pode formar uma geração saúde, que será menos resistente a tratamentos, por exemplo, de doenças crônicas que não apresentem sintomas.

O Brasil e a classe C

A ascensão da classe C no país verificada nos últimos anos trouxe para o mercado um novo cliente, que antes estava à margem da sociedade por não ter recursos mínimos para comprar, se informar e para, de fato, estar inserido. Isso todos nós já sabemos, visto que notícias sobre o assunto são recorrentes na imprensa. Mas a questão é: como se comunicar com essa nova classe social?

A classe média que surge vem com um grau de escolaridade maior: 68% dos jovens da classe C estudaram mais que as próprias mães e os pais. Só para fazermos um paralelo, na classe A essa porcentagem é de apenas 10%. Os computadores estão presentes nesses lares: 66% têm o equipamento, sendo que 56% já possuem acesso à internet. A banda larga nas classes C, D e E já responde por 55% de todo o mercado nacional.

Por esses números é inegável a busca por conexão, por consumo e, acima de tudo, por informação. Uma pesquisa do Instituto Data Popular constatou que a classe C é sedenta por notícias. Apesar de ser um público com acesso crescente à educação formal, ainda assim, o nível de conhecimento e aderência ao que é passado infelizmente é muito baixo.

Ao dar entrevistas para veículos de comunicação mais populares, que focam nesse mercado e nesse público, fique mais atento do que o normal para falar de forma didática e objetiva. Use o mínimo de termos técnicos e, se possível, indique fontes confiáveis de consulta na internet. Sites e portais de linguagem igualmente fácil, e em português, que possam complementar a informação são sempre bem-vindos. A mesma pesquisa do Data Popular revelou que 76% dos telespectadores da classe C preferem filmes dublados e apenas 15% optam por legendados. Essa classe ainda é monoglota.

Não se pode mais é deixar de lado essa nova classe social. É vital comunicar-se com ela. Há anos comunicadores fizeram história e construíram impérios tendo a classe C como foco. O mais emblemático de todos foi o empresário e apresentador de TV, Silvio Santos. Ele soube, como ninguém, entreter aos domingos quem não tinha opção de lazer. E ofereceu produtos pagos em parcelas, para quem não podia pagar à vista. Quando ninguém olhava para a classe C, Silvio foi aos poucos construindo um império de empresas e telecomunicações.

Atualmente inúmeros empresários estão priorizando esse segmento. A classe C virou quase uma mania nacional. Aos poucos, essa nova classe média está descobrindo os serviços de saúde e as vantagens em optar por mais qualidade de atendimento, tratamento e prevenção. Embora ainda um pouco tímida, essa demanda tem tudo para se tornar uma enxurrada, já que os números desse universo são sempre volumosos.

Segundo a Fundação Getúlio Vargas (FGV), na última década, foram 39,5 milhões de novos integrantes que ascenderam à classe C, um aumento de 46,57%. É um volume gigantesco de pessoas para se comunicar. É praticamente a população de países como a Argentina, quase uma Espanha ou quatro vezes os habitantes de Portugal. Não dá para deixar de falar com esse público.

Os idosos e a publicidade

O país está engordando a sua pirâmide populacional, ou seja, caminhamos para perfis muito parecidos como das nações europeias ou norte-americana. Teremos em breve uma igualdade na quantidade de pessoas nas diversas faixas etárias. Com o aumento da expectativa de vida dos brasileiros, em 2050, segundo o IBGE, teremos 64 milhões de idosos. A Organização Mundial da Saúde (OMS) já prevê que, em pouco mais de uma década, o Brasil irá liderar o mundo em mortes por doenças cardiovasculares.

Apesar desse cenário de ampliação progressiva da terceira idade, esse público ainda é tratado como minoria, muitas vezes estigmatizado como "velhinho" e deixado à margem da sociedade. Um reflexo do que já está ocorrendo pode ser visto todos os dias nas emissoras de televisão, nos comerciais que passam enquanto assistimos ao jornal ou durante a novela.

A administradora de empresas e especialista em Marketing, Denise Mazzaferro, da Angatu IDH, desenvolveu uma dissertação de mestrado na PUC de São Paulo onde analisou como os idosos são vistos. A dissertação de mestrado em Gerontologia apresentada em 2013 e intitulada *A velhice retratada nos filmes publicitários* é surpreendente. Em 92% dos comerciais analisados, o idoso tem o perfil comum ao do imaginário social: cabelos brancos, rugas, calvície, manchas senis, vestuário sério e clássico. Em apenas 8% a imagem utilizada não reforça tais marcas. O humor é a linha condutora em 61% das peças publicitárias e em 39% delas, as narrativas são as histórias de vida.

Para Denise Mazzafero, a velhice precisa sair da posição de "engraçada". "Viver é preencher espaços novos, líquidos, é lutar diariamente por aquilo em que se acredita. O humor é necessário para quebrar a rotina, para tirar a dureza dos fatos. Rir é fundamental, mas não é justo que estereótipos 'divertidos' sejam usados", explica. "Toda loira é burra? Toda criança que usa óculos é nerd? Toda mulher é frágil? Todo velho é chato? A velhice é doença, é fragilidade?", completa.

A especialista também constatou que um em cada quatro comerciais é de instituições financeiras. Idosos com dinheiro no bolso, mas igualmente rotulados. Nos filmes são os protagonistas, donos do seu tempo, mas um tempo que passou. "Essa perspectiva do passado demonstra o conhecimento adquirido pela experiência, pelos acertos e erros, pela vida afora, porém esse tempo não precisa ser nostálgico, como é apresentado. Ele pode ser mais compartilhado, pois o passado não exclui a possibilidade de futuro. Afinal, pode ou não o velho planejar, desejar, envolver-se em novos projetos?", questiona Denise ao analisar os comerciais.

O estudo é um reflexo de como a sociedade enxerga o idoso e pelo visto está comunicando muito mal. Denise Mazzafero cita a frase do filósofo e jurista italiano, Norberto Bobbio, falecido em 2004 e que aos 87 anos escreveu o livro *Tempo de Memória*. Para Bobbio, "A velhice não está separada do resto da vida que a precede: é a continuação de nossa adolescência, juventude, maturidade". Se não quisermos morrer cedo, chegaremos lá. Então, quem sabe, pensar agora em uma nova forma de nos comunicarmos com quem está do nosso lado e tem apenas o tempo que ainda não conquistamos?

Capítulo 5
A diferença entre Jornalismo e Assessoria de Imprensa

Assessor de imprensa e repórter: parecidos, mas diferentes

O jornalista que trabalha em veículo de comunicação (rádio, TV, jornal, revista, internet) é normalmente um bacharel em Comunicação Social com especialização em Jornalismo. Um jornalista da grande mídia tem de ser imparcial, apurar os fatos de forma isenta e contar uma história, evidentemente com apelo jornalístico, de uma forma que desperte o interesse do expectador ou leitor.

Em uma redação existem várias funções, mas é o repórter o mais conhecido, praticamente o símbolo da profissão. É ele quem vai às ruas, depois de ter recebido a pauta da matéria, atrás da notícia, faz perguntas por vezes incômodas mas necessárias e retorna à redação com a matéria, a reportagem. Atualmente, muitos repórteres fazem entrevistas por telefone mesmo, principalmente os de rádio, jornais, revistas e internet.

A matéria normalmente é submetida a um editor que, juntamente com o repórter, finaliza a matéria que vai ao ar ou é impressa. O entrevistado jamais tem acesso prévio ao conteúdo. O texto jornalístico é de responsabilidade do repórter.

O assessor de imprensa também pode ser um jornalista ou um comunicador social com especialização em Relações Públicas. Nos Estados Unidos, as faculdades são absolutamente distintas, quem se forma em RP vai para assessoria de imprensa, e quem se forma em Jornalismo caminha para as redações.

Aqui no Brasil, a Assessoria de Imprensa surgiu com profissionais vindos das redações e por isso que temos muito, a maioria, assessores de imprensa jornalistas. De certa forma qualifica melhor o diálogo entre o assessor e o repórter, principalmente porque são profissionais que conhecem o funcionamento e a dinâmica de uma redação. O profissional de RP não tem todo esse conhecimento de redação, mas leva vantagem na questão empresarial. O RP sabe mais das necessidades de comunicação de uma companhia ou entidade.

Independente da formação (RP ou Jornalismo), o profissional saberá em pouco tempo conhecer as próprias deficiências e superar para ter total autonomia de trabalho.

O texto produzido pelo assessor de imprensa é conhecido como *pressrelease* ou simplesmente *release*. É um texto que diferentemente da reportagem só tem um lado, uma versão, uma fonte. É um texto preparado pelo assessor de imprensa, mas que tem que ser submetido ao cliente. A versão final do que será comunicado tem de ter o aval de quem está sendo divulgado.

O *release* não é uma reportagem. Embora o texto precise ser igualmente atraente, em uma linguagem própria do meio, o objetivo do *release* é chamar a atenção do repórter, do editor e demais profissionais que estão em uma redação. É uma isca para que o assunto tenha destaque frente a tantos fatos e tantas divulgações que são realizadas diariamente por centenas de outras assessorias de imprensa.

O assessor de imprensa é um profissional técnico que entende dos problemas de comunicação e conhecendo a mídia, saberá propor a melhor solução para cada caso. Para cada necessidade pode haver um canal específico ou um veículo a ser divulgado. O assessor saberá fazer essa avaliação.

RAIO X:

JORNALISTA

- Formação: bacharel em Comunicação Social.

- Especialização: Jornalismo.

- Cargos em uma redação: repórter, editor, pauteiro, produtor, entre outros.

- Produto do trabalho: reportagem.

ASSESSOR DE IMPRENSA

- Formação: bacharel em Comunicação Social.

- Especialização: Jornalismo ou Relações Públicas.

- Cargos em uma assessoria de imprensa ou agência de comunicação: assessor de imprensa, gerente de atendimento, relações públicas, entre outros.

- Produto do trabalho: *press release*.

Capítulo 6
Cases e lições da comunicação

José Saramago e o nosso ensaio sobre a surdez

Uma empresa, prestadora de serviços, uma de nossas clientes, trouxe perplexidade, mas também uma reflexão. O Conselho, recém-empossado, indagou o presidente da companhia sobre a real importância do departamento de comunicação, já que a empresa era líder de mercado há décadas e praticamente não tinha concorrência.

Como consultores, preparamos um extenso relatório explicando sobre a amplitude da comunicação, para a consolidação da imagem ao longo do tempo, para fortalecer a marca e para mantê-la como líder. Lembramos que a empresa era admirada pelos consumidores e ainda mais por não consumidores, e que a sua credibilidade era o maior dos patrimônios.

Coincidentemente, na mesma semana após entregar o tal relatório, um outro cliente com as mesmas características, também prestador de serviço, líder de mercado, mas que por muito tempo negligenciou a comunicação e somente há dois anos tem investido pouco nesta área, deparou-se com uma notícia devastadora: o surgimento de uma forte concorrente, sem muita estrutura, mas com investimentos pesados em comunicação.

Em poucos segundos, esse cliente puxou da gaveta uma dezena de projetos que havíamos desenvolvido ao longo dos últimos anos e poucos tinham sido colocados em prática. Pediu que tentássemos viabilizar as demais ações para evitar a escalada do concorrente.

Parece tudo muito óbvio e evidente, mas não é. Líderes de companhias e de associações pelo acúmulo de trabalho, pela quantidade de decisões a serem tomadas, por características pessoais centralizadoras, muitas vezes esquecem ou não dão a devida importância à comunicação. Só olham para essa área quando a batalha está mais difícil.

O despertar tardio não me preocupa tanto. O que choca é o descaso de quem coloca a comunicação em segundo ou até terceiro plano. Vivemos em um mundo onde somos bombardeados pela comunicação por todos os lados. Os estrategistas de marketing norte-americanos, Al Ries e Jack Trout, descrevem a nossa sociedade como "supercomunicativa". Não é possível ficar fora desse contexto e é preciso se posicionar estrategicamente, como os publicitários pregam.

Um terceiro cliente só se importou com a comunicação quando acordou no meio de uma crise onde a instituição que ele chefiava estava envolvida em uma série de denúncias. Com muito rigor e determinação, que marcaram toda sua vida, ele atuou em duas grandes frentes: conter os problemas internos e implantar com afinco o plano de comunicação que traçamos.

Os problemas foram resolvidos e a imagem dele e da instituição não foram arranhadas. Ele faleceu recentemente e tenho certeza de que foi em paz, certo do que fez. Deixa saudades! Acima de tudo era um homem muito inteligente, um pesquisador, e que tinha humildade de ouvir. Era um comunicador agradável e um ouvinte muito melhor.

Vivemos em um mundo onde falamos demais e ouvimos pouco. Ouvimos muito que consumir gordura animal aumenta o colesterol. Ouvimos muito que usar o cinto de segurança previne acidentes. Mas ouvimos mal, porque não escutamos com qualidade. Não adianta falar se não temos quem ouça. Precisamos aprender a ouvir para enxergar. "Se podes olhar, vê. Se podes ver, repara", escreveu José Saramago em Ensaio sobre a Cegueira, quando ele nos lembra da "responsabilidade de ter olhos quando os outros os perderam".

Paulo Francis e o histórico *Diário da Corte*

Os mais velhos, certamente, vão se lembrar do jornalista Paulo Francis, seja pelos ácidos textos publicados na *Folha de São Paulo* ou pelas participações no *Jornal da Globo* e no *Manhattan Connection*. Aliás o programa da GNT, atualmente na Globo News, nunca mais foi o mesmo, depois que a morte, por um infarto fulminante, tirou o jornalista daquela bancada, do convívio com os amigos e das gargalhadas, raivas e reflexões que sempre provocava em seus telespectadores.

Uma figura única que usava óculos daqueles de "fundo de garrafa" e tinha uma cadência na locução que o fez ser imitado por inúmeros programas de humor da época. Por trás de toda aquela firmeza nos comentários havia um homem gentil, bom papo, dizem os amigos até hoje. Já os desafetos, que não são poucos, o acusavam de plágio nos artigos escritos, além de chamá-lo de "reacionário", por suas duras críticas à esquerda.

Amado e odiado, foi um jornalista diferenciado, inteligente, desses que deixam um legado para as gerações futuras, de como fazer ou não fazer um bom jornalismo, dependendo da ótica. No livro *Diário da Corte*, publicado pela Três Estrelas, o também jornalista e colega de redação da *Folha*, Nelson de Sá selecionou os artigos publicados no jornal de 1976 a 1990.

Paulo Francis foi morar em Nova Iorque após receber uma bolsa da Fundação Ford, no início dos anos 70 e não ter mais condições de ficar por aqui, depois de quatro vezes preso pela ditadura por seus textos publicados, inclusive em *O Pasquim*. "Se dei alguma contribuição ao jornalismo brasileiro, foi a de desmistificar os EUA", resumiria Francis em 1983. Ele escrevia sobre política, artes e espetáculos, que estreavam na Big Apple, economia, enfim, sobre quase tudo. Mas as críticas mais pesadas eram para a própria sociedade.

Em 1978, contava que já vivíamos na era da celebridade e "sobre o que conversam as celebridades quando se juntam? Nada, se juntam para serem fotografadas e citadas". Passados pouco mais de 30 anos, a exposição pela exposição cresceu demais e perdemos o tom. Perdemos de forma geral – imprensa, telespectador, leitor, sociedade como um todo. No mesmo artigo ele sentenciava: "As celebridades vendem jornais. Tudo está à venda neste país (EUA), o mais vendido do mundo". Os americanos exportaram esse modelo, como ninguém, e hoje vivemos esse culto desmedido à celebridade, que está em todas as áreas.

Francis lembrou que "a FAB ligou o Brasil de norte a sul com o correio aéreo. E a televisão estabeleceu comunicações nacionais num nível muito superior ao do desenvolvimento do país". Porém, atualmente damos mais importância a uma TV de LCD, HD, plasma, seja o que for, do que ao saneamento básico, à saúde e à educação. O bem de consumo almejado é o supérfluo, em detrimento da própria qualidade de vida.

"O canibalismo de celebridades é rotina... graças a um sistema de comunicação que evita assuntos sérios, mas que fornece um 'circo' permanente, obsessivo, avassalador, sobre a vida dos homens bem-sucedidos e ricos, excitando sentimentos contraditórios, da adoração bocó dos fãs à frustração homicida, que às vezes se manifesta à la Chapman", escreveu Francis em outro artigo no dia seguinte ao assassinato de John Lennon na mesma Nova Iorque onde vivia.

É evidente que os trechos aqui pincelados têm um tom de exagero, próprio do jornalista, para trazer à reflexão e é com esse intuito que cito uma última frase do livro, onde ele propõe um acordo mundial de três meses para suspender as transmissões de TV e rádio, a imprensa, o cinema e até o teatro. "Seríamos todos obrigados a pensar um pouco sobre nossas vidas, talvez até arrumá-las, e não teríamos de tolerar a martelação diária e incessante sobre a chatice, estupidez e violência da humanidade... Nos faria bem, tenho certeza. Bem à alma".

Em *Diário da Corte*, Paulo Francis deixa algumas lições ou apenas relatos e pensamentos que parecem ter sido escritos para os dias de hoje. Talvez para sempre, nessa sociedade em constante mutação, mas que para algumas coisas permanece imutável!

Richard Nixon e o discurso nunca lido

O discurso que Nixon nunca leu foi o título de uma reportagem no jornal *O Estado de São Paulo*. A matéria trazia, pela primeira vez, a informação que o presidente dos Estados Unidos, Richard Nixon, tinha um discurso preparado, caso a missão lunar fracassasse em julho de 1969. O texto está publicado no Arquivo Nacional, em Washington, e é datado de 18 de julho de 1969. Isso mesmo, os americanos já tinham um plano B traçado dois dias antes, caso as coisas não caminhassem como previstas.

Willian Safire era, na época, o jornalista que escrevia os discursos de Nixon. A corrida espacial entre os Estados Unidos e a União Soviética estava em um ritmo tão frenético que muitas etapas, inclusive de segurança, foram queimadas para que os americanos colocassem um homem na Lua antes dos soviéticos. Eles já tinham mandado Yuri Gagarin para o espaço, um ano antes.

A possibilidade de uma falha qualquer era o risco calculado, mas muito presente. O comunicado jamais lido por Nixon começava assim: "O destino determinou que os homens que foram para a Lua para explorar em paz, permaneçam na Lua para descansar em paz". E utilizando palavras de "esperança" e "descoberta", Willian Safire tentou passar uma mensagem otimista para a nação, em um momento que seria muito duro, caso tivesse ocorrido. "Antigamente, homens olhavam para as estrelas e viam seus heróis nas constelações. Atualmente, fazemos o mesmo, mas nossos heróis são épicos homens de carne e sangue", completava o texto. Ainda havia uma recomendação para que após o discurso do presidente dos Estados Unidos fosse feita uma oração.

Há quase 50 anos, os americanos já pensavam em contingenciamento de crises, em planos B, em atitudes para gerenciar problemas que podem ocorrer em muitas empresas, clínicas ou simples consultórios. É evidente que nem todos precisam estar tão preparados com as inúmeras possibilidades que possam ocorrer envolvendo a comunicação. Mas é certo também que a trajetória nem sempre será positiva. Problemas existem e sempre irão existir.

O tamanho do problema está relacionado com a exposição que se tem. Se um profissional sonegar impostos ou cometer algum crime fiscal e for descoberto, certamente não será notícia no dia seguinte, mas se este mesmo profissional for um ex-ministro ou executivo de uma importante instituição, vai estar estampado nas primeiras páginas. Os jornalistas são abutres? Não, as pessoas públicas têm de prestar contas para a sociedade e noticiar é o papel de uma imprensa livre.

É função do assessor de imprensa ou relações públicas gerenciar possíveis crises, traçar cenários e discutir caminhos a serem seguidos. Poucas empresas fazem isso tão bem atualmente quanto as companhias aéreas, mas nem sempre foi assim. As empresas nacionais aprenderam com as crises instauradas e a administração foi muito mais complicada. Hoje, quase todas possuem planos de gerenciamento muito precisos com gabinetes de crise para cuidar do problema e comunicar de forma transparente. O risco da queda de uma aeronave também é presente, embora tudo seja feito para que não ocorra, afinal estamos lidando com vidas humanas.

Ninguém precisa esperar pela crise, pode se preparar, assim como os americanos fizeram há quase 50 anos. Em 20 de julho de 1969, o astronauta Neil Armstrong pisou no solo da Lua. Cerca de 500 milhões de pessoas acompanharam o sucesso da

Apolo 11 e, felizmente, não foi o discurso de Nixon que entrou para a história, mas a frase do comandante da missão: "Este é um pequeno passo para um homem, mas um grande salto para a humanidade".

Armstrong morreu em 2012, depois de uma cirurgia no coração.

Papa Francisco e as lições da comunicação

A visita do Papa Francisco ao Brasil reacendeu a fé dos católicos e de muitos daqueles que deixaram ou se afastaram da Igreja, mas também chamou a atenção dos não católicos. O que está por trás da capacidade de trazer o rebanho de volta, de fazer como Pedro, o pescador de homens, é simplesmente a comunicação. O Papa Francisco é um comunicador nato, simples e direto.

Poucos papas concederam entrevistas coletivas, muito menos participaram de conversas exclusivas com jornalistas. Francisco fez as duas coisas. Concedeu uma coletiva, no avião de volta ao Vaticano, e esteve com um jornalista da Globo News, entrevista que foi exibida no programa semanal da TV Globo, *Fantástico*.

Lição número um: falar de forma aberta e franca sobre os mais variados assuntos, principalmente os polêmicos, aqueles que ninguém quer tratar, mas que são absolutamente necessários e os jornalistas vão tocar. Francisco deu respostas firmes sobre os gays, corrupção na Igreja, a possibilidade de comunhão para quem vive em segunda união, entre tantos outros. Nas falas do Papa, ficou claro que são ideias consolidadas que ele tem sobre os temas, ou seja, nada que tenha sido pensado de um dia para o outro.

Outra virtude do Papa é a sinceridade. A qualidade permitiu que Francisco pudesse voltar atrás quando disse algo que não considerava exatamente aquilo que pensava ou que tenha tido uma repercussão ruim. O Papa comparou a celebração dos carismáticos à coreografia de uma escola de samba. Depois se arrependeu e voltou atrás na declaração. Lição número dois: não temer ao dar uma declaração inadequada. Todos erram e admitir o erro é a forma mais simples para "virar a página".

A terceira e mais importante lição do Papa, em relação à comunicação, é a forma como ela foi estabelecida. Ao optar por um papamóvel aberto, sem vidros, pôde descer, pegar crianças e beijá-las, tomar chimarrão e, de fato, estar em contato com os fiéis. O jeito simples o aproxima das pessoas e tudo o que está à sua volta comunica dessa mesma forma: o trono sem adornos, as roupas, os sapatos gastos, o anel de São Pedro de prata e o fato de carregar a própria bagagem na subida e na descida do avião. E o que leva na bagagem de mão? Perguntaram ao pontífice. "Um barbeador, objetos de higiene, um livro para ler na viagem, uma agenda de telefones, um crucifixo que era de meus avós e nada mais", respondeu. Desde o início do pontificado, Francisco vem se comunicando assim. Ao escolher morar na Casa Santa Marta, ao invés dos aposentos papais, deixou claro a linha a ser adotada.

A lição número quatro vem nas palavras do próprio Papa: "O povo brasileiro tem um grande coração. Quanto à rivalidade, creio que já está totalmente superada. Porque negociamos bem: o Papa é argentino e Deus é brasileiro." A descontração e o bom humor são pontos essenciais para a boa comunicação. Francisco sabe como ninguém utilizar estes temperos da comunicação humana. Além disso, regionaliza o discurso e utiliza bem as metáforas, num tom espontâneo. Ninguém imaginaria o mais sisudo Bento XVI dizer para "botar mais água no feijón".

A quinta lição é a utilização das mídias sociais de forma racional. O Twitter oficial do Papa tem milhões de seguidores em vários idiomas. Um recurso criado pelo antecessor, mas intensificado por Francisco que prioriza a comunicação nas duas pontas – com os jovens e com os idosos.

O discurso do Papa Francisco dá a sensação de sinceridade e tudo o que ele faz também tem a mesma aparente verdade. Ele deixa o sermão de lado e dialoga com os fiéis, com a sociedade que está atenta ao líder religioso, ao chefe de Estado ou simplesmente ao homem que se comunica com as massas.

As cinco lições de comunicação do Papa

1. Falar de forma aberta e franca.

2. Voltar atrás em uma declaração equivocada.

3. Comunicar de forma clara, transparente e de igual para o interlocutor (ou receptor).

4. Ser simpático e descontraído, quando possível (a situação permitir)

5. Utilizar as mídias sociais de forma racional.

Kevin Spacey e a eterna busca pela liberdade

O mundo da comunicação está em constante transformação e em uma rapidez que, muitas vezes, ficamos pelo caminho. Em qualquer área, Saúde, inclusive, olhar para este universo é uma necessidade constante.

Recentemente o ator Kevin Spacey, que está estrelando na série norte-americana de TV, *House of Cards*, proferiu uma palestra durante o Festival Internacional de Televisão, em Edimburgo, na Escócia. O vídeo, no YouTube, virou febre, viralizou, como se diz nos dias de hoje, principalmente entre os apaixonados por tecnologia. *House of Cards* ganhou todos os Emmys, o Oscar da TV norte-americana, e legitimou ainda mais as palavras do ator no evento escocês.

Ao tentar explicar o estrondoso sucesso do seriado, Kevin Spacey resumiu o sentimento do atual espectador: "O sucesso de *House of Cards* prova só uma coisa, o público quer o controle, quer liberdade". Kevin Spacey contou, durante a palestra, que o seriado foi apresentado para inúmeras emissoras de TV, antes de ser aceito pelo Netflix. Todas eram unânimes em aprovar a ideia, mas sempre insistiam em ver o piloto, uma espécie de "aperitivo", sempre solicitado pelas emissoras, para colocar no ar um projeto novo.

"Ninguém topava fazer um teste de uma longa história que seria contada. *House of Cards* é uma série complexa com vários personagens que se modificam o tempo todo. Não dava para fazer essa trama e teia de relacionamento em apenas um piloto. O Netflix foi o único que disse 'nós acreditamos em você'", contou o ator.

Em 2012, 113 mil pilotos foram feitos nos Estados Unidos e só 35 foram ao ar. Destes, apenas 13 tiveram uma segunda temporada. Em 2013, 56 novos seriados entraram no ar, de 146 mil pilotos. O custo desses pilotos é entre US\$300 e 400 milhões por ano.

O modelo do Netflix é o segredo do sucesso, já que concede todo o poder ao telespectador. Independente da qualidade de *House of Cards*, a lição que fica é a forma de comunicação. Ninguém mais quer esperar e a decisão do momento adequado tem de ser do espectador. É ele quem determina se vai assistir um capítulo por semana, todos no mesmo dia ou se não vai assistir mais. Para Kevin Spacey, a TV está despertando lentamente, mas a indústria da música, por exemplo, ainda não aprendeu essas lições. "As pessoas estão decidindo o que elas querem, quando querem e por um preço razoável. Em uma década ou duas, quem não souber usar as novas plataformas vai cair. O meio em que você está assistindo é irrelevante, seja no iPad, seja no cinema ou seja na TV".

Segundo o ator, as diferenças entre os meios de comunicação são criadas por advogados, para fazer os contratos, e por publicitários, para vender os espaços comerciais. Para ele, a geração que nasceu com a multiplicidade de veículos não dá importância para qual é o meio. E não faz mesmo a menor diferença. "É tudo conteúdo e tudo história a ser contada e a audiência se manifestou, eles querem histórias. Este tipo de comunicação está explodindo no ônibus, no cabeleireiro... todos estão no Facebook, Twitter, blogs, para ouvir histórias. Tudo o que temos que fazer é oferecer isto", concluiu.

No final da palestra, Kevin Spacey citou uma frase de Orson Wells: "Eu odeio a televisão, eu odeio tanto quanto amendoins, mas não posso parar de comer amendoins". A conclusão deste capítulo sobre *Lições da comunicação* é tão somente para despertar a atenção das atuais conexões. Não correr atrás de tudo que aparece de novo, nesse mercado avassalador, mas olhar para as tendências que indicam caminhos, que estão, certamente, arrebentando as amarras das mídias tradicionais.

Capítulo 7
Ética na comunicação: um ensaio sobre a vida

Por Deborah Bretas e José Roberto Luchetti

O tema, que tem suscitado discussões em diversos setores da sociedade, está totalmente ligado à comunicação, mas não só a ela, faz parte do pacote da vida ou pelo menos do pacote daqueles que acordam todos os dias, abrem de fato os olhos, decidem levantar e seguir adiante.

Em princípio, este capítulo era para ser somente um artigo. Com o tempo e o amadurecimento do livro, constatamos que o artigo não seria capaz de trazer um tema tão complexo e ao mesmo tempo tão essencial e simples. Resolvemos transcrever alguns diálogos sobre ética, bate-papos com a psicóloga Deborah Bretas, especializada em Comunicação, e conversas com todos os personagens que ela trouxe para este debate. Afinal não existe uma ética, única e absoluta, mas a de cada um.

Deborah Bretas: "As pessoas confundem ética com moral. A moral é o conjunto de regras usadas no cotidiano pelas pessoas, um código que estabelece o que é certo ou errado, bom ou mau. Cada sociedade, grupo de pessoas, tem o seu código e determina os limites para o que é considerado como moral ou imoral. Ética é mais do isso. A Ética é a ciência que reflete sobre a moral. A moral de uma sociedade é historicamente determinada, ou seja, sofre mudanças como sofre mudanças a sociedade. A Ética é o exercício individual de reflexão sobre os conteúdos morais codificados por uma certa sociedade, num dado momento histórico. Ela pressupõe a sustentação da vida em comunidade. Em última instância, busca reconhecer quais aspectos de uma dada moralidade favorecem a sustentação do que chamamos a vida humana e os que a ameaçam. Reconhece a alteridade como base da vida social. O 'Eu' e 'Outro' e a sua interdependência. Podemos entender que o ser humano é basicamente dependente. Estabelece relações com o mundo além da sua individualidade. Precisa do ar, da água, do alimento e da influência do outro para edificar e sustentar aquilo que chamamos de vida humana. Nesta compreensão surge o sentido de alteridade. 'Eu' e o 'Outro'. Emerge o campo das relações, onde se estabelece a necessidade da reflexão ética. Daquilo que devo, posso e quero fazer. E, daquilo que não devo, não posso e não quero fazer. Comunicar com ética é praticar esta reflexão todos os dias".

O filósofo e educador Mário Sérgio Cortella também entrou nessa discussão e trouxe ainda um pouco mais de luz ao apontar os horizontes da ética.

Mario Sérgio Cortella: "O limite da ética vai até o limite da tua escolha. Eu vou dar um exemplo concreto. Onde está a minha honra? A minha honra está em mim! Quando eu sou fiel a alguma ideia, alguma pessoa, algum projeto ou religião, sou eu que sou fiel. Se o outro não é, é uma questão dele. Se alguém, por exemplo, apodrece a 'saudabilidade' ética, veiculando na TV, no rádio, no jornal, aquilo que não deveria. Esta é uma escolha que ele fez. Não é porque o outro faz que eu tenho que fazê-lo do mesmo modo".

Nesta reflexão ética, Cortella reafirma a liberdade inerente à prática da ética. Estabelece o território individual, particular e intransferível desta ação. A reflexão determina uma ação consciente e livre. E como um fio vai puxando o outro, Cortela convida para o debate Rui Barbosa, um dos intelectuais brasileiros mais brilhantes do final do século XIX e início do XX, o filósofo alemão, Immanuel Kant, nada mais, nada menos do que o aluno mais promissor de Platão, Aristóteles, e nesta discussão inusitada, chega também o cantor e compositor jamaicano Bob Marley.

Rui Barbosa: "De tanto ver triunfar as nulidades, de tanto ver prosperar a desonra, de tanto ver crescer a injustiça, de tanto ver agigantarem-se os poderes nas mãos dos maus, o homem chega a desanimar-se da virtude, a rir-se da honra e a ter vergonha de ser honesto".

E Mario Sérgio Cortella complementa o pensamento de Rui Barbosa: "A ética é o respeito a uma série de padrões que deixam a vida decente. Há pessoas que não são. O meu comportamento não é dirigido por outra pessoa. Eu sigo a minha consciência em uma comunidade".

Aristóteles com toda a sabedoria já alicerçada antes mesmo de Cristo vir à Terra segue a linha de pensamento: "Eu preciso não admitir as rupturas éticas. Mas eu não posso esquecer também que somos livres para cometê-las".

Já Immanuel Kant resume em uma frase este ponto do debate: "Tudo o que não puder contar como o fez, não faça!"

Mario Sérgio Cortella, sempre professoral como é, explica: "Claro que Kant não está falando contra a privacidade ou contra o sigilo. Tudo que causará vergonha, não faça. Tem muito sem vergonha, mas não chegam a 10% da população. O problema é que estes 10%, na área pública ou privada, querem impor àqueles que são decentes, que são maioria. E não são. A gente às vezes recua, quando não deveria recuar".

Aos "sem vergonha" que vestem a máscara da hipocrisia para serem verdadeiros predadores devemos deixá-los à margem e não nos colocarmos na periferia do mundo para que triunfem. Não nos enganemos, não pelo que dizem, mas o que efetivamente fazem, não é, meu caro amigo rastafári?

Bob Marley: "São as atitudes e não as circunstâncias que determinam o valor de cada um. O que você diz, com todo o respeito, é apenas o que você diz".

Depois de conceituarmos um pouco a ética para limpar as dúvidas e clarificar a ideia, eu e Deborah Bretas pegamos um avião e fomos direto para Londres. Foi o meio de trazermos para o debate o dramaturgo italiano, Eugenio Barba, e aprofundar a discussão. Ele fala de teatro, do seu tablado, mas ao mesmo tempo de vida, de ética e de comunicação. Barba começou dizendo sobre o teatro moderno onde tudo é compreensível e digerível, assim como a TV, o rádio, o jornal, a revista, a internet, as mídias sociais e todas as formas de comunicação. Pouco espaço há para a reflexão, para a contemplação. A imprensa vive o seu momento mais raso onde tudo tem que ter no máximo 140 caracteres e absolutamente pasteurizado, como se fosse um imenso Twitter. Vivemos um fragmento da comunicação, extremamente preciso para que não haja necessidade alguma de reflexão. Imutável!

Eugenio Barba: "Eu gostaria que meus espetáculos fossem como correntes marinhas, e não como panoramas imóveis".

Como eu e Deborah ficamos atônitos, Barba sempre paciente explica com o seu jeito, calma e sabedoria de quem aos 78 anos continua olhando para a vida e tendo esperança. Ele lembra da história de um cientista norueguês, diretor do Comitê Internacional para os Refugiados da ONU e Prêmio Nobel da Paz, Fridtjof Nansen, que foi um explorador polar. Segundo Barba, um dos mais criativos.

Eugenio Barba: "Nos longos períodos gelados, os navios que abriam caminho para o Polo Norte ficavam presos pelo gelo. Não era possível fazer nada. A única esperança era ser capaz de não sucumbir e esperar que o clima mudasse. Porque o tempo não é imóvel, e até a noite mais longa, como cantará Brecht, não é eterna. Nansen não se contentou em esperar. Sonhou contra o desespero com os olhos bem abertos. Sonhou um contrassenso: a navegação de um navio aprisionado pelo gelo invencível. Seu navio se chamava Fram (pra frente), um nome que podia virar piada. Nansen estudou o gelo e as condições da resistência física e psíquica dos homens que viviam na angústia assassina das estações geladas. Calculou as correntes. Porque até o mar gelado se move e muda. Deixou-se aprisionar pelo gelo e aproveitou sua lentíssima deriva, sua desesperadamente longa deriva. Transformou-a em uma navegação paradoxal e aparentemente estática. Estava pronto para retomar a iniciativa à primeira mudança de estação. Nansen é o grande mestre da esperança profunda".

Sim, eu e Deborah permanecíamos fixados na história relatada e nos perguntávamos onde ele iria chegar e Barba continuou.

Eugenio Barba: "Um navio aprisionado pelas garras do gelo: faço teatro para transformar este navio numa minúscula e precária ilha de resistência para mim e para uns poucos companheiros, atores e espectadores. Em cima desta pequena ilha, ligada à geografia circunstante por milhares de trilhas de mar, tecemos espetáculos que parecem ser e que são obscuros. Tento trazer à luz as forças escuras que me habitam, que habitam a minha biografia, a história em que estou mergulhado, a minha conquistada diferença, as diferenças que outras pessoas souberam conquistar para si. Eu gostaria de recompensar os espectadores pelo esforço de terem vindo ao teatro fazendo-lhes explorar um navio que está preso no gelo, que parece imóvel, mas que todavia se desloca, seguindo escuras correntes submarinhas, tão profundas que sua existência não parece ser possível".

Neste momento, o debate que se tornou este ensaio fica em suspense para que possamos refletir e absorver o que o Eugenio Barba tenta transmitir. Acho que é proposital, é pensado, é medido, talvez não e seja apenas instintivo. Ele se levanta, com dificuldades, afinal é um senhor com quase 80, mas em poucos instantes torna-se um jovem de 18 anos, cheio de esperança. Corpo de jovem e lucidez de um ancião e vai além...

Eugenio Barba: "Cada vez que ligamos a televisão, que abrimos um jornal ou que escutamos um político ou um especialista, o mundo nos é apresentado como algo que foi compreendido e pode ser explicado. Cada informação nos oferece fatos coerentemente interpretados, comentados, prontos para serem classificados. Ou então expõe a impaciente espera pela solução dos enigmas da política e da crônica. Uma explicação deverá existir. Mas se demora a chegar, o fato lentamente acabará entre o lixo das notícias que ficaram sem explicação e então foram destinadas ao esquecimento. Quem fala ou escreve teme, acima de tudo, não ser claro. A necessidade de sermos compreendidos nos leva a ocultar o que nós mesmos experimentamos, mas não somos capazes de compreender completamente. Até no comportamento linguístico, as expressões que não podem ser traduzidas com clareza de uma língua a outra são abandonadas. O dom da clareza perde vigor quando enterra o dom da ambiguidade e a experiência de não compreender tudo".

Agradecemos a receptividade e cumprimentamos, como uma louvação. No voo de volta, um silêncio absoluto. Não se ouvia nada, apenas pensamentos soltos sobre tudo o que Barba havia dito, mensagens processadas em cérebros que ferviam. Desse esforço heroico e trágico não poderíamos mais escapar. Fomos tragados pelo convite aparentemente cruel de Barba. Recusando certezas, entramos no terreno do desconhecido e do obscuro que sustenta nossa humanidade. Daquilo que vai além da razão discursiva e da pretensão da comunicação como mecanismo. E de repente, do nada, ouvimos a voz de Fernando Pessoa.

Fernando Pessoa: "A lucidez incomunicável é a pior forma de solidão".

Entendemos a nossa angústia de não compreender de imediato Barba, tínhamos o compromisso de não deixá-lo só naquele instante, na eternidade da vida. Em momentos obscuros, como vivemos atualmente, onde tudo é absolutamente claro, onde ética é confundida com moral, lembramos mais uma vez de Barba:

Eugenio Barba: "O culto da clareza, que foi útil para iluminar as mentes, hoje contribui para ofuscá-las".

Precisamos mergulhar em nossas águas mais profundas, reconhecer as correntes marinhas e aguardar o gelo romper. Só assim nos livraremos do naufrágio coletivo. Só assim será possível sonhar ainda mais alto e imaginar que o navio possa seguir a corrente sem sequer naufragar.

Referências

Barba E. Incompreensibilidade e Esperança. Revista Brasileira de Estudos da Presença. [Internet]. 2012 jun;2(1):198-204. Disponível em: <http://seer.ufrgs.br/presenca/article/viewFile/25710/18227>.

Bobbio N. O tempo da memória. Rio de Janeiro: Campus Elsevier, 1997.

Cortella MS. Cascavel, Paraná, Rádio Catve 91,7. Entrevista. [Internet]. Disponível em: <http://www.youtube.com/watch?v=k-FSzAyzsbE>.

Francis P. Diário da corte. São Paulo: Três Estrelas, 2012.

Luchetti JR. Alberto do sonho ao voo. São Paulo: Scipione, 2005.

Luchetti JR. Uruguay - tempo para viver - time to live. Estados Unidos: Blurb, 2014.

Saramago J. Ensaio sobre a cegueira. São Paulo: Companhia das Letras, 1995.